跟名师做临床

医林侃俪三十年

临证集粹

编著 孟 彪 高立珍

全国百佳图书出版单位
中国中医药出版社
·北京·

图书在版编目（CIP）数据

跟名师做临床：医林伉俪三十年临证集粹 / 孟彪，高立珍编著 . —北京：中国中医药出版社，2022.3

ISBN 978 – 7 – 5132 – 7392 – 3

Ⅰ . ①跟… Ⅱ . ①孟… ②高… Ⅲ . ①中医临床—经验—中国—现代 Ⅳ . ① R249.7

中国版本图书馆 CIP 数据核字（2022）第 017887 号

中国中医药出版社出版

北京经济技术开发区科创十三街 31 号院二区 8 号楼

邮政编码 100176

传真 010–64405721

三河市同力彩印有限公司印刷

各地新华书店经销

开本 710×1000 1/16 印张 15.25 彩页 0.25 字数 222 千字

2022 年 3 月第 1 版 2022 年 3 月第 1 次印刷

书号 ISBN 978 – 7 – 5132 – 7392 – 3

定价 65.00 元

网址 www.cptcm.com

服 务 热 线 010-64405510

购 书 热 线 010-89535836

维 权 打 假 010-64405753

微信服务号 zgzyycbs

微商城网址 https://kdt.im/LIdUGr

官 方 微 博 http://e.weibo.com/cptcm

天猫旗舰店网址 https://zgzyycbs.tmall.com

如有印装质量问题请与本社出版部联系（010-64405510）

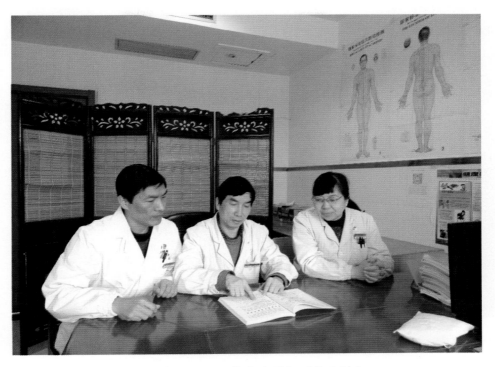

赵和平老师给两位作者讲解《伤寒论》

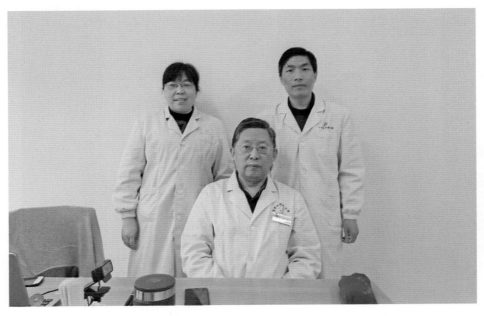

两位作者跟师黄煌老师合影

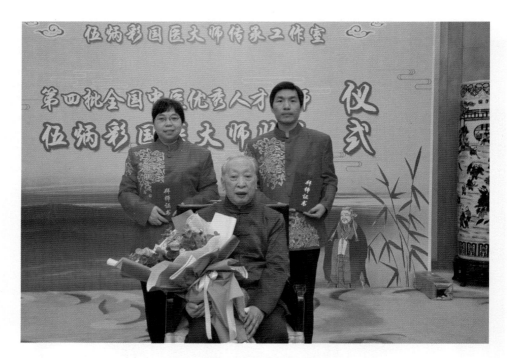

两位作者拜师伍炳彩国医大师留影

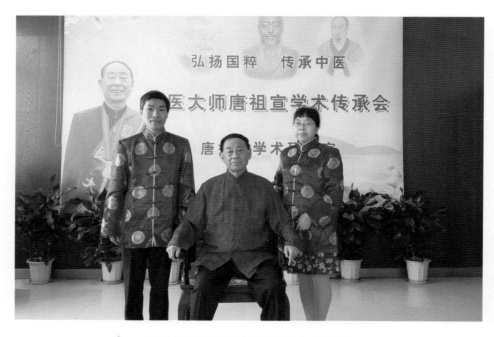

两位作者拜师唐祖宣国医大师留影

黄 序

在来南京随我临证的研修学员中，来自湖北的孟彪和高立珍两位医师是唯一的一对夫妻学员。他俩跟诊时非常认真，从不迟到早退，话不多，只是全神贯注地观察，不停地记录。在闲聊中得知他俩都是在临床第一线打拼多年的中医，而且双双考上了国家中医药管理局全国中医优秀人才研修项目。在南京不长的日子里，他俩就整理了好几篇有内容、有思想的医案。我鼓励他俩继续写下去，建议写出一本属于他俩自己的医案集。前些日子，他们发来了书稿的电子版。全书内容丰富，有跟师学习时整理的案例与文章，也有他俩的临证体会、行医感悟、经验效方，还有他俩授课教徒的讲稿。书稿的思路清晰，体会深刻，文字质朴，一如其人！

"医书虽众，不出二义。经文、本草、经方，为学术规矩之宗，经验、方案、笔记，为灵悟变通之用，二者并传不朽。"（余听鸿《外证医案汇编·序》）医案、医话是中医传统的医文体裁，其中蕴含着作者的学术思想和经验，可供临床用药借鉴。姜春华先生也说："我学习每家医案能收到或多或少的养料，如王孟英的养阴疗法、薛立斋的平淡疗法、吴鞠通的用药剧重，在临床上各有用处。"（《名老中医之路》第一辑）我想，这本册子里必有孟彪、高立珍两位医师几十年临床最得力之处，读者细心阅读，一定会有收获！

南京中医药大学国际经方学院 黄煌

2021 年 6 月 3 日

彭　序

2017年我初到十堰市中医医院工作的时候，就耳闻不少孟彪夫妇的故事，他们相互鼓励，十几年如一日，刻苦钻研中医经典。两人初到中医院时，在临时的小平房里边做饭、吃饭，边讨论经方理论及各种临床病例。2017年下半年，夫妇二人又一起通过省考、国考，同时成为第四批全国中医优秀人才，也是十堰地区仅有的两个中医优才，一时传为佳话。

随着共事日久，我了解到，他们夫妻二人不仅勤奋刻苦，精研医术，在日常服务中也是秉持仁心仁术，有口皆碑，尽量发挥中医药的简、便、验、廉优势。他们经常节假日加班，通过微信、QQ等为全国各地的患者义务服务，免费为外地患者购药、寄药。我觉得真正的好中医就应该是这个样子。

从事中医工作是件非常辛苦的事，"庸医费人""明医费己"，如今全国第四批优才班跟师学习即将结束，看到他们的成果，我心甚慰。《学用黄煌经方临证录》是他们在经方理论指导下治疗常见病及疑难杂症的心得体会，亦包含了孟彪的结业论文《读名医医案学用桂枝汤》、高立珍的结业论文《〈伤寒杂病论〉应用麻黄探析》。《跟名师做临床——医林伉俪三十年临证集粹》包括他们跟师黄煌老师学习时记录的部分医案、医话，跟师伍炳彩老师、唐祖宣老师、赵和平老师的体会以及他们应用经方的经验，还有他们自己的行医感悟。

接到写序的邀请，我很高兴，虽然我已经不在十堰市中医医院工作，但孟彪夫妇不受尘世浮华喧嚣影响，坚守健康初心使命，仍使我感动。党中央高度重视中医药事业发展，值此中医药迎来千载难逢发展机遇之际，有此矢志在中医药沃土中深耕的佳偶，让我看到中医人的执着坚持和奋进力量，感慨之余，乐以为序。

十堰市卫生健康委员会主任

彭力

湖北中医药大学博士生导师

2021 年 6 月

跟名师　做临床

——医林伉俪三十年临证集粹

前　言

我们步入岐黄之门已三十余载，回首这些年来我们的从医历程，感慨良多。初入医林时，对中医充满了好奇，平时勤于收集各种奇方妙术，寒暑假回到农村老家小试牛刀，解决了不少村民的病痛，竟一时声名鹊起，患者趋之若鹜。大学毕业后，我们被分配到了基层医院。在临床摸爬滚打十余年，虽然一直坚持白天临证、晚上读书，但面对难症，常有黔驴技穷之感，心中甚是苦闷，正如孙真人所言"及治病三年，乃知天下无方可用"。我们深知，自己的学业遇到了瓶颈，没有高人的指点很难进步。于是，经过努力，我们于2005年考取了研究生，分别拜入赵和平教授及庞学丰教授门下。三年的研究生学习，使我们的理论水平有了较大的提升。2008年我们毕业后留到十堰市中医医院工作，应医院师带徒政策的安排，我们得以继续跟随恩师赵和平教授学习，5年的侍诊，使我们对老师的临床经验有了更深的理解，经过努力挖掘整理，出版了《赵和平临床经验集》《赵和平治疗风湿病经验》及《杏林传薪》等专著。

2017年是改变我们命运的一年，这一年我们双双考取了第四批全国中医临床优秀人才。给我们上课的老师都是全国最顶尖的中医大家，令人欣喜的是我们可以拜三位以上的国医大师、国家级名医及国内知名中医为师。这为我们打开了方便之门，我们先后拜黄煌老师、唐祖宣国医大师、伍炳彩国医大师为师。对我们影响最大的是黄煌老师，他被中医界称为"国际经方热的点火者"。黄煌老师幽默睿智，看病思路清晰独特，每用经方，寥寥数味，沉疴立起。他使我们回归了中医思维，找回了自信。学成归来后，我们惊奇地发现，我们看病的思路发生了巨大的变化，已完全变成了从"方—病—人"入手，采用辨体质、辨方证的方法，应用经方获得了较为满意的效果，病员量翻了一番，得到了广大患者和同行的认可。

本书包括我们跟随赵和平老师、黄煌老师、唐祖宣老师、伍炳彩老师学习时整理的部分案例与文章，也包括我们长期临证的心得体会。书的内容时间跨度近三十年，有旧稿，亦有新篇，充分反映了我们的学医历程及临床所得、所感、所悟，其中亦不乏治疗疑难杂症的偏方、验方，如治疗神经性皮炎的复方斑蝥酊、治疗皮肤久不收口的生肌膏等，皆久经考验。"竹头木屑，曾利兵家"，如果书中的只言片语能对读者有所裨益，我们则倍感欣慰！

感恩南京中医药大学国际经方学院院长黄煌教授，十堰市卫生健康委员会主任、湖北中医药大学博士生导师彭力教授百忙之中为本书赐序。

孟彪　高立珍

2021 年 6 月于车城十堰

目 录

跟师体悟

临证撷英

验方一束

临证一得

后 记

跟师体悟 |

可口的麻杏甘石汤梨

9岁小女孩朱某，患外阴皮疹已有3个月，专科诊断为硬化萎缩性苔藓，曾用多种方法治疗，但效果欠佳。女孩体格健壮，肤色偏黄而微红，唇红，眼睑充血，平时易出汗，时有胸闷，腹部触之热，扁桃体Ⅱ度肿大，黄煌老师认为此证由内热所致，遂处以麻杏甘石汤梨，方用：生麻黄5g，杏仁15g，生石膏30g，桔梗10g，生甘草5g，生梨1枚连皮切片入煎。15剂，5/2服法（即吃5天停2天）。20天后复诊，专科检查皮疹已明显好转，扁桃体亦有显著改善。当黄师问及中药好不好吃时，患儿点点头说好吃。鉴于药已对证，且热未尽除，黄师令其继服上方15剂，改为3/2服法，小其制以除余邪。

按： 麻杏甘石汤在《伤寒论》中治疗"汗出而喘，无大热者"。黄师对本方的应用已大大超出了此范围。黄师认为，应用麻杏甘石汤既要辨病，又要辨人，而辨人尤为重要。本方适用人群的常见特征为：体格壮实，毛发浓密，皮肤粗糙，面部或眼睑可见轻度浮肿，好动，怕热，口渴喜冷饮，易咳喘，皮肤易起红疹，瘙痒等。临床常用于呼吸系统疾病、目疾、肛肠及皮肤疾病。本患儿虽然以皮疹而就诊，但黄师并未应用白鲜皮、地肤子等传统止痒药，而是着眼于对患儿体质的调节。患儿体格健壮，唇红，腹热，眼睑充血等符合麻杏甘石汤方证，因有扁桃体肿大，故加桔梗。方中加入生梨，则寓食疗于药疗之中，梨味甘性凉，既可生津润肺，又能调节中药之口感，更便于患儿接受。细思本方获效的机理，可能与肺主皮毛有关，应用麻杏甘石汤清其内热，皮疹失其内在物质基础而消退。

黄煌老师应用越婢加术汤合方
治疗脂肪瘤经验

郑先生虽然刚过而立之年，但被脂肪瘤困扰已经 11 年了，虽无性命之忧，但有碍美观，心中总有芥蒂，不能释怀。他的脂肪瘤布及四肢、胸腹、腰背，以上半身为甚，大者如枣，小者如黄豆，共计数十枚之多，虽经多方治疗，但并未取得明显效果。后经朋友推荐，患者于 2019 年 3 月 6 日求治于黄煌老师。其人体格健壮，略显肥胖，肤白而面部微红，毛发浓密粗壮，但前额发少，手足心热而多汗，咽红，舌质红，苔腻。

黄师认为此为内热所致，处以越婢加术汤合麻杏苡甘汤：生麻黄 10g，生甘草 5g，生石膏 50g，苍术 30g，姜半夏 20g，干姜 5g，大枣 20g，杏仁 20g，生薏苡仁 50g。5/2 服法，10 剂。

2019 年 3 月 20 日二诊，患者脂肪瘤开始变小，并补述双大腿内侧有皮疹，有脚气。黄师认为颇见成效，宜乘胜追击，上方改生麻黄 15g，生石膏 80g，杏仁 30g，苍术 50g。5/2 服法，15 剂再进。

2019 年 4 月 17 日三诊，从其脸上洋溢的笑容，我们知道必是已经显效。其左上肢较大的瘤体已明显缩小，右上肢及臀部的瘤体已平塌，部分豆大的瘤体已消失。黄师令其按二诊方再服药 15 剂，改为隔日服一剂，以除余邪。

按： 脂肪瘤属于中医"痰核"范畴，多认为是痰气郁结所致，临床多采用理气化痰、软坚散结法治疗。黄师并未囿于常法，而是独辟蹊

跟名师 做临床
——医林优俪三十年临证集粹

径，从辨体质、辨方证入手，采用越婢加术汤合麻杏苡甘汤。越婢加术汤的适用人群特征为：体格壮实或呈浮肿貌，肤色黄白或红白，唇红咽红。腹部按压比较充实，食欲正常，脉象有力。多汗怕热，闷热潮湿季节易于发病，口渴多饮。易患皮肤病，遇热皮肤发红瘙痒，或湿疹糜烂渗出，或皮肤发红苔藓化。易关节肿痛，尤其下肢关节肿痛多发，或尿酸高，多有脚癣，容易咽喉疼痛。(《黄煌经方使用手册》)对照其体貌特征，我们不难看出患者是一个典型的越婢加术汤人。麻杏苡甘汤在《金匮要略》中治疗"病者一身尽疼，发热，日晡所剧者"之风湿病，黄师认为本方可发表、祛湿、化痰，并常把本方用于皮肤、肌肉、关节等多种疾病的治疗中。因痰核的确有痰的病机在里面，故黄师加姜半夏以化痰散结，实际也含了越婢加半夏汤之意。在应用越婢加术汤时，黄师常常用苍术，认为苍术燥湿之功优于白术，但因现在药房中的苍术少芳香而质量较差，故常加重用量，少则二三十克，多则五六十克，有时也根据病情需要苍术、白术并用。黄师苍术的用量因人而异，此例患者体格健壮，故用量较重。黄师此案，另辟蹊径治疗脂肪瘤，再一次为我们展示了"方—病—人"辨治体系的魅力所在。

黄煌老师应用桃核承气汤
治疗自身免疫性脑炎经验

　　陈某，女，25 岁，在国外留学，临近毕业时由于精神过度紧张而出现彻夜难眠达 3 个月之久，终因晕倒而住院治疗。医院诊断为自身免疫性脑炎，经多方治疗效果不佳，患者出院近 1 个月后，慕名来黄煌老师处就诊。患者肤白体胖，面部稍有痤疮，眼圈发暗，下肢皮肤粗糙，毛周角化，眼神呆滞，神志时清时昧，嗜睡，手足躁动，时有一过性的过激行为，冲出门外而不自知，不识亲人，月经已 4 个月未至，大便干结不畅，舌质暗，舌下络脉瘀紫。黄师为其做腹诊，当按及其少腹时，患者惊呼痛，并迅速用手推开黄师之手，两手置于腹部作保护状。黄师说："患者少腹拒按，结合其症状，当为桃核承气汤证。《伤寒论》106条说：太阳病不解，热结膀胱，其人如狂，血自下，下者愈。其外不解者，尚未可攻，当先解其外，外解已，但少腹急结者，乃可攻之，宜桃核承气汤。"遂处以桃核承气汤加减：生大黄 15g（后下），桂枝 20g，桃仁 20g，芒硝 10g（冲），生甘草 10g，水蛭 10g，7 剂。结合病人的症状，我们再读《伤寒论》原文，是何等的亲切啊！

　　患者 1 周后复诊，自诉药后每天大便 3 次，其精神状态大有好转，眼神灵动，已能与人交流，就诊时可与黄师对答如流，效果之好令人赞叹！这让我们大开眼界，原来桃核承气汤是可以这样用的！黄师在原方基础上加川芎 20g，土鳖虫 10g，让患者继服 14 剂，并嘱其月经至则停服。

跟名师　做临床
——医林优俪三十年临证集粹

按： 自身免疫性脑炎临床罕见，目前西医也无好的治疗方法。黄师诊治此病，并未囿于西医病名，而是从辨方证、辨体质入手，重视对人的整体调节。患者的面部痤疮、眼圈微暗、下肢皮肤粗糙、舌下络脉瘀紫、闭经等症状皆是体内瘀血的外现，但黄师认为最具诊断价值的还是通过腹诊得到的"少腹急结"这一症状。二诊所加川芎入脑，土鳖虫即䗪虫，可通经，加强活血荣脑之功。早在汉代，张仲景已经认识到了蓄血会引起神志的改变，如太阳蓄血之"其人如狂"，阳明蓄血之"其人喜忘"。虽然其中的机理不清，但下焦蓄血证与脑病确实存在着某种联系。如果桃核承气汤、抵当汤及桂枝茯苓丸等活血化瘀方剂应用得当，那么对脑病的治疗的确有一定效果，黄师此案为我们治疗自身免疫性脑炎提供了一个有益的参考。

黄煌老师应用黄芩汤
治疗顽固性口腔溃疡案

　　刚刚从俄罗斯归来的常女士迫不及待地来找黄煌教授，原来她的老毛病——口腔溃疡又复发了。常女士今年 62 岁，但口腔溃疡已经折磨了她 30 余年。她从 1982 年怀孕开始到 2016 年底，口腔溃疡从未间断过，严重时满口溃疡，无法进食。常女士自述多年来更医无数，仅服用六味地黄丸就将近 2000 瓶，应用各种中西药物效果皆不佳，于 2016 年 12 月 19 日慕名就诊于黄师。患者体格中等，身高 163cm，体重 59kg，肤白而面微红，面方颧高，双目明亮有神，稍有翳状胬肉，腹部灼热，有脐跳，双下腹压痛，以右侧为甚，咽中有痰，察其唇红，口腔、舌、颊及会厌共有 8 处溃疡，色红，大便偏稀，日一行，便后肛门瘙痒灼热，既往血脂偏高，年轻时痛经明显。

　　黄师认为患者之口腔溃疡为内热所致，应属黄芩汤证，遂处以黄芩汤：黄芩 15g，白芍 30g，生甘草 10g，大枣 20g。日 1 剂，水煎服，15 剂。二诊时（2017 年 1 月 9 日）溃疡时有，但数目已明显减少。甘草改为 5g，5/2 服法，继服 15 剂。三诊（2017 年 2 月 27 日）药后大便日 2 次，溃疡愈合，整个春节期间（约半个月）无复发。春节后有 2 次溃疡复发，皆已愈合，患者自觉愈合时间缩短，黄师仍处以黄芩汤 14 剂。到 2018 年 4 月为止，常女士共就诊 7 次，均处以黄芩汤，病情严重时曾以黄芩汤加黄柏。

　　截止到 2019 年 4 月（患者去俄罗斯之前的一年时间）未再复发。

此次去俄罗斯，常女士奔波劳累，嗜食辛辣肥甘过度，终致壮火又起，口腔溃疡再发。黄师见其肤白唇红，手足心热，溃疡处色红，遂仍处以黄芩汤加黄柏，清其内热。

按： 口腔溃疡乃临床常见之病，经过治疗大多可愈，但仍有部分病情顽固者缠绵难愈，甚者进食困难，令患者痛不欲生。常女士即是这种情况。黄芩汤是《伤寒论》中的一首小方，由黄芩、芍药、甘草、大枣组成，原治"太阳与少阳合病，自下利者"。黄师对黄芩汤颇有研究，黄师说："如果用病机的概念来描述黄芩汤的适用人群的话，那就是表面宛如常人，但里面就像有活火山一样，随时可能喷发，内热盛，暗流涌动，热浪汹涌，这就叫伏热。伏热说明病程慢性化，病根很深，不是那么简单可以治好的，已经是一种体质状态。这种体质状态可以说是血分有热，表现在红红的嘴唇、眼睑、舌头，出血也是鲜红或者呈暗红，所以我们可以用'血红的黄芩汤'来表达。记住这个概念，帮助我们理解、辨识黄芩汤方证。"黄师常把本方用于治疗痛经、子宫出血、热痹、热利、便秘、支气管扩张、肿瘤等多种疾病，取得了较好的效果。本案患者，黄师据其肤白唇红、腹皮热、肛门灼热瘙痒，诊为黄芩汤证。因其热势较甚，故每日1剂，二诊溃疡好转，故改为5/2服法，即服5天，停2天，病情缓解后改为每周服用2～3剂，小剂常服，以改变体质，同时可以减少副作用，保证服药的安全性。当我们问及黄师为何没有选用甘草泻心汤时，黄师说："治疗口腔溃疡也要看人，要辨方证，虽然甘草泻心汤是黏膜保护剂，也是治疗口腔溃疡的一首常用方，但它与黄芩汤还是有区别的。甘草泻心汤常有胃肠道症状，或伴有睡眠障碍。而黄芩汤主要为内热，表现为黏膜的充血，即'红红的嘴唇，热热的肛门'。"本患者前后共诊八次，黄师均处以黄芩汤或黄芩汤加黄柏，可见黄师辨方证之准，有是证，用是方，证在方在，由此案我们也见识了守方的重要性，反之，朝秦暮楚，必难取效。

黄煌老师应用甘麦大枣汤合百合地黄汤治疗异动症经验

荣老太太临走时激动地对黄煌老师说:"下次来时我给您送个锦旗。"黄师自然是婉言谢绝了。但从这句话中我们能够充分感受到老太太对治疗效果的满意和对黄师的感激之情。荣老太太来自河南安阳,心慌、失眠多年,情绪不稳定,行为异常,面部肌肉抽动,手足乱动而不能自主,说话及行走困难,入夜不停翻身,经常在睡梦中掉于床下。在当地诊为异动症,经多方治疗未见改善。多年的病痛折磨,荣老太太已变得相当消瘦,问之汗多,便秘,心烦,喜悲伤,易恐惧,望之舌光红,切之脉沉而细。黄师诊后曰:"此脏躁也,甘麦大枣汤主之。"遂处以甘麦大枣汤合百合地黄汤。方用:浮小麦 50g,炙甘草 20g,大枣 50g,百合干 30g,熟地黄 20g。15 剂,并嘱患者症减后隔天服。患者的儿子拿到处方后非常疑惑,又回到诊室,问黄师:"我妈这病这么顽固,区区 5 味药,能行吗?"黄师坚定地说:"有是证,用是药,并不是药越多越贵,效果就越好,吃吃看吧!"

两个半月后(2018 年 11 月 13 日),荣老太太在儿子的陪同下来复诊。患者的情绪稳定了不少,虽然面部及手足还在动,但幅度较前已有明显改善,晚上睡觉比较安稳,没有再出现掉于床下的现象,但患者仍有心慌、便秘等症。原方加生地黄 30g,20 剂,隔天服。

三诊时(2019 年 4 月 23 日)患者是自己来的,此时走路已基本正常,情绪稳定,与黄师交流自如,手足虽偶有抽动,但无伤大雅,不影响正常生活，患者感动之至，于是就出现了本文开始时的场景。由于患者大便仍干结，黄师将原方熟地黄改为 30g，并加知母 30g，20 剂，以增强养阴通便之效。

按：异动症的"异动"是指一种舞蹈样、手足徐动样或简单重复的不自主动作，常见于面部肌肉，颈、背和肢体亦可出现，严重者影响生活。虽然患者出现了动摇之象，但黄师并没有采用平肝息风的方药。黄师说："患者肤白而黄，一脸憔悴，皮肤干燥而无光泽，皆为气血不荣之象。'妇人脏躁，喜悲伤欲哭，象如神灵所作，数欠伸，甘麦大枣汤主之'，不正是对此患者的写照吗？其肢体的不自主乱动，我们可以理解为是'欠伸'的延伸。百合地黄汤与百合知母汤是治疗百合病的良方，具有良好的调神润燥之功，故两方合用之。"当我们问及患者神志不宁为何不选用温胆汤时，黄师说："我们不仅要看病，还要看人，温胆汤的适用人群往往是营养状况比较好，体型偏胖，面有油光者，而此患者体瘦而面容憔悴。"跟诊的另外一同仁又问："那为何不选用温经汤呢？"黄师答："温经汤人虽然也憔悴，但比较安静沉稳，而此患者则是手舞足蹈。"经过问难，我们对这几个方证的鉴别又有了更深一层的认识，对黄师遣方用药之简约精准更为叹服！

黄煌老师应用小建中汤治疗湿疹经验

　　姓黄的小姑娘虽然只有 6 岁，但湿疹已经困扰了她五六年之久，也就是说她出生不久即患上了湿疹。父母带她到处求医问药，但始终未见明显效果。后慕名求治于黄煌教授。患儿是一个又黄又瘦的小女孩，她时而挠挠手，时而把手伸入怀中抓抓肚子，面露痛苦与无奈。患儿的母亲说，孩子每到夜半与凌晨瘙痒更甚，发痒时周身发烫，严重时影响睡眠。观其皮损，全身泛发，干燥，色不甚红。询知患儿易饥，喜甜食，常于早餐后或发作前腹痛，大便不畅。黄师说："此患儿乃小建中汤体质，既然按皮肤病治疗无效，那我们就从调体质入手。"遂处以小建中汤。处方：桂枝 10g，白芍 20g，炙甘草 5g，干姜 5g，大枣 20g，麦芽糖 30g（冲），生麦芽 30g。5/2 服法，15 剂。服药过程中皮损先暴发后平复，瘙痒减轻，大便已畅，晚上已可安睡。二诊时，由于状况逐渐好转，继用上方 15 剂。三诊时患儿母亲诉患儿遇热瘙痒会加重，且汗出较少，发作前仍有腹痛。为加强疗效，此次黄师为其开了两张处方。方 1：桂枝 10g，白芍 20g，炙甘草 5g，干姜 5g，大枣 20g，麦芽糖 30g（冲），生麦芽 30g；方 2：生麻黄 5g，杏仁 10g，生甘草 5g，生石膏 30g，荆芥 15g，防风 10g，连翘 20g，桔梗 10g，制大黄 5g。各 10 剂，两方隔日交替服用。四诊（2019 年 1 月 30 日）时，皮损明显好转，但仍时有瘙痒，大便 2～3 天一次。仍用初诊处方——小建中汤加生麦芽，20 剂，隔天服。五诊（2019 年 3 月 20 日）皮损消退，腹痛消失，病情得到控制。处以初诊方 25 剂以兹巩固。

　　按：中医素有"内不治喘，外不治癣"之说，言其难治也。患儿皮损泛发，几乎体无完肤，观其所用药物，西药无非是抗过敏及激素类药物，中药大多是白鲜皮、地肤子之流。黄师常说："知道什么人得了病，比知道人得了什么病更重要。"黄师治病，更注重人的整体，如治此患儿，从调体入手，健其脾胃，调其气血。药后正气来复，祛邪外出，故皮损暴发，正胜邪却，故瘙痒骤减。三诊时黄师据其遇热肤痒，且汗少，而加用半张防风通圣散，清里透表。一方扶正调体，一方祛邪外出，两方交替服用，是黄师的独到经验，据其临床观察，两方交替服用比几张处方同鼎而烹效果更佳。四诊时邪祛大半，皮损消退，故仍以小建中汤扶正固本，以期顽疾得愈。黄师认为，皮肤的问题与胃肠有着密切的联系，对于体质虚弱的患者，调理脾胃远比单独治皮效果要好。

伍炳彩国医大师辨治产后风湿病经验

产后风湿病，中医称之为"痹证""产后身痛"，是指产后发生的以怕风怕冷、头身疼痛、麻木、重着、自汗盗汗、精神抑郁等为主要表现的一种疾病。患者常因受凉、劳累、心情差及天气变化而症状加重，虽然本病西医检查多无阳性发现，但患者却无比痛苦。伍炳彩国医大师治疗本病经验丰富，现将其辨治产后风湿病的临床经验总结如下。

一、病因病机

伍老认为，本病多属寒热虚实夹杂，产时失血、产伤、难产或剖宫产等均可伤及气血，损及肝肾。在正气亏虚的基础上，一是容易受凉，感受风寒湿邪气，如吹电扇、吹空调、饮冷、输液等；二是容易抑郁，产后由于激素水平的下降及角色的转变，许多产妇会产生抑郁倾向。伍老认为，解决抑郁问题，有时比单纯治疗风湿更为有效。

二、辨证论治

产后风湿病虽有正虚的存在，但多虚实错杂，故扶正祛邪当兼顾。当本着"勿拘于产后，亦勿忘于产后"的原则，当据其临床表现，灵活采用疏肝解郁、益气养阴、祛风除湿等法。伍老治疗产后风湿病，非常注重对方证的辨识，其常辨的方证主要有柴胡桂枝汤方证、清暑益气汤方证、甘露消毒丹方证、丹栀逍遥散合酸枣仁汤方证、身痛逐瘀汤方证等。

（一）柴胡桂枝汤方证

症见全身骨节、肌肉冷痛，恶风畏寒，乏力，动则汗出，常太阳穴紧痛，项两侧不适，口苦，口黏，口渴不欲饮水，食欲差，干呕，常悲伤欲哭，夜寐梦多，大便溏，小便清，月经量少，舌淡红，苔薄白，脉弦细，寸脉浮等。治宜和解少阳，调和营卫，祛风散寒。伍老常采用柴胡桂枝汤加减，其基本方为：柴胡 10g，黄芩 6g，法半夏 10g，党参 10g，炙甘草 6g，生姜 3 片，大枣 3 枚，桂枝 10g，白芍 10g，浮小麦 15g，水煎服。关节痛甚者，加姜黄、海桐皮各 10g；汗多者，加仙鹤草 15g；失眠者加首乌藤 15g。

按： 本方证的辨证要点为：恶风寒，身冷痛，头痛（紧痛）以太阳穴为主，口苦，舌淡红，苔薄黄或薄白，脉浮弦[1]。

（二）清暑益气汤方证

症见四肢困倦，关节肌肉酸痛，喜温喜按，恶风怕冷，易大汗出，胸闷，纳差，口干，口黏，眠差，大便稀溏，舌质淡有齿痕，苔白腻，脉虚等。治宜益气养阴，健脾化湿。伍老常采用东垣清暑益气汤加减治疗。其基本方为：党参 10g，黄芪 15g，当归 6g，白术 10g，升麻 6g，葛根 6g，泽泻 6g，神曲 10g，麦冬 6g，五味子 6g，陈皮 10g，黄柏 6g，苍术 10g，甘草 6g，生姜 2 片，大枣 1 枚。汗多者加浮小麦 15g，仙鹤草 15g；湿气重关节痛甚者加防己 10g，腰痛或足跟痛者加杜仲 10g，桑寄生 10g。

按： 本方证的辨证要点为：体倦少气，口渴自汗，四肢困倦，胸闷身重，大便溏，舌淡苔白，脉虚。

（三）甘露消毒丹方证

症见全身骨节、肌肉酸痛胀痛，头昏沉胀闷，或有头晕，动则汗出，恶风怯寒，口渴不欲饮，夜寐梦多，大便稀黏臭秽，不易冲净，小便偏黄，舌质红，苔黄厚腻，脉滑数或濡数。证属湿热内蕴，经脉不利。治宜清热利湿，通络止痛。伍老常采用甘露消毒丹加减。其基础方为：茵陈 6g，川木通 3g，滑石 6g，连翘 10g，白豆蔻 6g，藿香 8g，石菖蒲 6g，黄芩 10g，浙贝母 6g，射干 10g，薄荷 5g。痛甚者加姜黄

10g，海桐皮 10g；夹瘀者加三七粉 3g 冲服。

按：本方证的辨证要点为：全身骨节、肌肉酸胀痛，多汗，口渴，小便黄，舌苔黄厚腻，脉滑数或濡数。

（四）丹栀逍遥散合酸枣仁汤方证

症见全身骨节、肌肉胀痛，时有头晕，急躁易怒，动则汗出，入睡困难，夜寐梦多或易醒，不思饮食，口苦口干，大便时干，小便偏黄，舌质红，苔微黄，脉弦。证属肝郁化火，心神失养。治宜清肝泻火，养心安神，通络止痛。伍老常采用丹栀逍遥散合酸枣仁汤加减。其基础方为：牡丹皮 10g，栀子 6g，当归 10g，白芍 10g，柴胡 10g，茯苓 10g，白术 10g，炙甘草 6g，生姜 2 片，薄荷 5g（后下），酸枣仁 15g，川芎 6g，知母 10g。夜寐差甚者，加首乌藤 15g，丹参 15g；食欲差者加焦三仙各 10g，鸡内金 10g。

按：本方证的辨证要点为：全身骨节、肌肉胀痛，头晕，急躁易怒，入睡困难，夜寐梦多或易醒，口苦，舌质红，苔黄，脉弦。

（五）身痛逐瘀汤方证

症见关节肌肉胀痛或刺痛，多痛有定处，四肢关节屈伸不利，按之痛甚，常在夜间加重，小腹疼痛拒按，舌质暗，有瘀点，舌底静脉长或瘀紫，苔薄白，脉涩或细弱。治宜活血化瘀，通络止痛。伍老常采用身痛逐瘀汤加减。其基本方为：秦艽 8g，当归 10g，川牛膝 10g，川芎 6g，桃仁 6g，红花 3g，羌活 6g，五灵脂 6g，香附 10g，地龙 10g，没药 6g，甘草 6g。夹有湿热者，加苍术 10g，黄柏 6g；瘀血重者，加土鳖虫 3g，三七粉 3g；关节痛甚者加五加皮 10g；气虚者，加黄芪 15g。

按：本方证的辨证要点为：关节或肌肉刺痛，痛有定处，舌质暗有瘀点，舌下瘀紫甚，脉多细涩。

伍老临床诊治本病时亦非常重视诊察咽喉，对于咽喉色红者，常辨为内热，令患者配合银翘马勃散服用。其常用量为：金银花 10g，连翘 10g，马勃 5g，牛蒡子 6g，射干 10g。共打粉，每次 5g，每天 2 次，饭后冲服，多能提高疗效。

初跟诊时，我们见伍老用量如此之小，心中大为疑惑，如此小量能治病吗？但当我们见到患者复诊时洋溢的笑容，才逐渐对伍老的用药及思路深信不疑。当我们问及伍老为何开如此小剂量时，伍老说："四两拨千斤，关键在于对证，不在于剂量大小，用的量越大，可能副作用越多。"对于产后风湿病的治疗，伍老一再强调，药物不是万能的，一定要注意对患者情志的调节，心情一好，病就好了一半，所以医生的开导及家人的关心亦非常重要。伍老经常鼓励患者适当参加工作或劳动，如此可移情易性，使气机调达，气血运行通畅，有利于本病的康复。

参考文献

[1] 邹鹏飞，蒋小敏.伍炳彩治疗产后风验案三则 [J].中医药通报，2016，15(1):60−61.

唐祖宣国医大师应用仲景对药
治疗风湿病经验

对药是临床常用的配伍形式，也常是方剂的核心，多能相伍以增效。唐祖宣国医大师为经方大家，对仲景学说深有研究。现将其应用仲景对药治疗风湿病的经验介绍如下。

一、附子配地黄

附子配地黄出自《金匮要略》中的肾气丸。附子辛热，功擅补肾助阳，散寒除湿止痛。肾气丸中的地黄为干地黄，即今之生地黄，生地黄味甘性凉，功能清热凉血，养阴除痹。《神农本草经》谓干地黄："主折跌绝筋，伤中，逐血痹，填骨髓，长肌肉。作汤除寒热积聚，除痹。生者尤良。"

现代药理研究表明，附子有显著的抗炎作用[1]。生地黄水剂或酒浸剂对大鼠关节炎有抑制作用，具有皮质激素样免疫抑制作用，而无外源性皮质激素使肾上腺皮质抑制或萎缩的副作用[2]。地黄养阴除痹，附子温阳散寒，两药配伍，阴阳并济，对于风湿病久治不愈，阴阳两虚者效果最佳。在临床中对于久用附子等药效果不明显时，唐老常于方中加入大剂地黄，常能获得速效。在应用此对药时，唐老强调，附子量应小于地黄用量，其常用量为附子 6 ～ 10g，生地黄 30 ～ 90g。

二、附子配知母

附子配知母出自《金匮要略》中的桂枝芍药知母汤。附子辛温大热，气味雄烈，主入心、肾、脾经，能温肾助阳，散寒除湿，宣痹止痛，通行十二经络。《神农本草经》谓其"主风寒咳逆邪气，温中，金创，破癥坚积聚，血瘕，寒湿踒躄，拘挛，膝痛不能行步"。知母苦甘而寒，归肺、胃、肾经，可清热滋阴，润燥消肿。《神农本草经》谓其"主消渴，热中，除邪气，肢体浮肿，下水，补不足，益气"。唐老认为，附子温阳散寒可改变患者的寒性体质，长于止痛；知母利水消肿，可消除局部关节的肿痛，长于消肿。两药相伍，附子性刚燥，散寒力强，但易伤阴，配以柔润之知母，则可取长补短，各展其长。附子常用量为 6～30g，知母常用量为 10～30g。

三、乌头配麻黄

乌头配麻黄出自《金匮要略》中的乌头汤。乌头味辛，性热，有大毒，其力迅猛，长于通经络，利关节，除沉寒痼冷。《长沙药解》谓其"开通关腠，驱逐寒湿之力甚捷"。麻黄味辛微苦而性温，长于散风寒，透毛窍，止痹痛。《神农本草经》谓其"主中风伤寒头痛，温疟，发表出汗，去邪热气，止咳逆上气，除寒热，破癥坚积聚"。乌头包括川乌与草乌，唐老治疗风湿痹痛常选用川乌。唐老认为，乌头的主要作用部位在里，擅长散在里之沉寒痼冷，其止痛作用尤佳，但剂量宜从小量开始，逐渐递加，一般根据病情可用 3～15g。麻黄的主要作用部位在表，《伤寒论》第 35 条曰："太阳病，头痛，发热，身疼，腰痛，骨节疼痛，恶风，无汗而喘者，麻黄汤主之。"文中 8 症中有 4 症均为疼痛，麻黄作为方中的主药，当有较好的散寒止痛作用。二者配伍，内外同调，内可化解沉寒，外能透寒达表。唐老治疗类风湿关节炎之冷痛剧烈，筋脉拘急，遇冷加重，得温痛减者，常采用乌头配麻黄，多能数剂起效。

四、防己配防风

防己配防风出自《金匮要略》中的防己地黄汤。原为"治病如狂状，妄行，独语不休，无寒热，其脉浮"者。防己味苦性寒，入膀胱、脾、肾经。长于利水消肿，祛风止痛。《本草求真》谓："防己专入膀胱，辛苦大寒，性险而健，善走下行，长于除湿通窍利道，能泻下焦血分湿热及疗风水要药。"防风辛甘，性微温，入膀胱、肝、脾经，长于祛风胜湿，解痉止痛。《本草汇言》曰："防风，散风寒湿痹之药也，故主诸风，周身不遂，骨节酸痛，四肢挛急，瘘躄痫痉等证。"唐老认为，防风重点是祛风，长于走身体之上部，对上肢及颈项之痉挛性疼痛尤为适合；防己重点是祛湿，偏于走身体的下部，对下肢关节疼痛伴有水肿者更为适宜。二者合用，则可上下贯通，相得益彰，共奏祛风散寒、除湿止痛之效。其常用量为防风 10 ～ 15g，防己 10 ～ 30g。

五、防己配黄芪

防己配黄芪出自《金匮要略》中的防己黄芪汤。防己味苦辛，性寒，"功专行水决渎，以达于下"（《医林纂要》）。黄芪味甘性温，功擅补气升阳，利水消肿。《神农本草经》谓其"主痈疽，久败疮，排脓，止痛，大风癞疾，五痔，鼠瘘，补虚，小儿百病"。唐老认为，黄芪走表，擅除在肌表之水湿；防己走里，擅除体内之水湿，对于下肢肿者尤为对证。两药配伍，表里分消，益气固表与祛湿行水并行，扶正祛邪，相得益彰。唐老临床多用于各种风湿病辨证为湿痹者，此配伍对下肢关节肿痛伴有汗出恶风者尤为有效。其常用量为防己 10 ～ 30g，黄芪 30 ～ 90g。

六、芍药配甘草

芍药配甘草出自《伤寒论》中的芍药甘草汤。芍药在汉代并未区分白芍与赤芍，《神农本草经》谓其"主邪气腹痛，除血痹，破坚积，寒热，疝瘕，止痛，利小便，益气"。甘草味甘性平，入脾胃经，功擅补中实脾，益气生津，缓急止痛。《神农本草经》谓其"主五脏六腑寒热邪气，坚筋骨，长肌肉，倍力，金创踵，解毒"。芍药甘草汤原为治疗脚挛急，唐老常将其用于各种风湿痹痛，对于有挛急屈伸不利或有抽掣样痛者更为有效。

其有效成分白芍总苷对免疫功能有双向调节作用[3]。甘草有抗炎、抗过敏以及肾上腺皮质激素样作用[4]。白芍配甘草，酸甘化阴，两者配伍后有增效趋势[5]。一般情况下，唐老常选用白芍，对于瘀血较甚者，则多白芍与赤芍等量同用；对于甘草，唐老常用生者，唐老认为古之炙甘草（湿者用火烤干）即是今之生甘草。对疼痛甚者可加重甘草用量，腹泻者可减少芍药用量，并加葛根 30g 或炒白术 20g。其常用量为白芍（或赤芍）15～60g，甘草 10～20g。

【附】验案 1 则

王某，男，36 岁，2018 年 11 月 5 日初诊。患者于 5 个月前淋雨后出现双手近端指关节、肘、膝关节疼痛，屈伸不利，并进行性加重，服止痛药未效，曾查红细胞沉降率 (ESR)、C 反应蛋白 (CRP) 及抗环瓜氨酸肽抗体（anti-CCP）等未见异常。刻诊：患者面色青黄少泽，关节局部触之冷，关节得热痛减，遇寒痛增，舌质淡红，苔白腻，脉沉弦。此寒湿痹阻，经脉不通之证。治当温阳散寒，缓急止痛。处以乌头汤：制川乌 10g（先煎），麻黄 10g，黄芪 45g，白芍 30g，甘草 15g，蜂蜜 50g。5 剂，水煎服。

2018 年 11 月 9 日二诊：药后患者诸关节疼痛大减，关节局部已转温，效不更方，上方继进 15 剂，关节痛止。

按：《金匮要略》云："病历节，不可屈伸，疼痛，乌头汤主之。"乌头汤是唐老治疗寒湿痹证比较常用的方剂之一。唐老认为，乌头辛热迅猛，擅长祛在里之沉寒痼冷，其止痛作用尤佳。麻黄辛温，长于走表，可使寒邪由里出表，其温散作用独胜。二者配伍，内外同调，内可化解沉寒，外能透寒达表。芍药、甘草可缓急解痉，活血通脉，宣痹止痛。黄芪益气，既可助麻黄、乌头温经止痛，又可防麻黄过于发散。唐老强调，方中蜂蜜亦非常重要，它不仅能减轻乌头的毒性，亦具有甘缓止痛之效。正如尤在泾所云："此治寒湿历节之正法也，寒湿之邪，非乌头、麻黄不能去，而病在筋节，又非皮毛之邪可一汗而散去，故以黄芪之补，白芍之收，甘草之缓，牵制二物，俾得深入而去留邪。"

参考文献

[1] 南京中医药大学.中药大辞典 [M].2 版.上海：上海科学技术出版社，2006:1672.

[2] 魏桂芳，刘雪萍，何希瑞.地黄药理与临床应用 [J].陕西中医，2013，34(8):1073–1096.

[3] 李文艳，黄山君，王瑞.中药白芍的药理作用和质量控制研究进展 [J].药学服务与研究，2012，12（2）:118–119.

[4] 王晓光，傅江南.常用中药药理研究与临床新用 [M].北京：人民军医出版社，2006:380.

[5] 刘陶世，赵新慧，段金廒，等.芍药甘草汤总苷抗炎镇痛作用的配伍研究 [J].中药新药与临床药理，2007，18（6）:427–430.

赵和平老师治疗痹证经验

痹证是临床常见病、多发病，临床较难治愈。赵和平主任医师从事风湿病研究数十载，积累了丰富的临床经验，我们跟师学习多年，受益良多。其治痹的学术思想主要体现在重视益气养血、补肝脾肾以扶正，化痰逐瘀以达邪，尤其擅长使用虫类及藤类药物等方面，现将其治痹经验简介如下。

一、益气养血，扶助正气

气血是构成人体的基本物质，也是人体功能发挥的物质基础，气血冲和，则百病不生，一有拂郁，诸病生焉。痹证也不例外，如果没有气血的亏虚，风寒湿热等邪气也很难致病。《黄帝内经》云："邪之所凑，其气必虚。"气血不足，则易致邪气入侵，风寒湿三气杂至，合而为痹，邪侵日久，又耗伤气血，使气血日亏而痹证日甚。巢元方在《诸病源候论》中说："人腠理虚者，则由风湿气伤之，搏于血气，血气不行则不宣，真邪相击，在于肌肉之间，故肌肤尽痛。"又云："由血气虚，则受风湿，而成此病。"可见气血不足，不能充养经络筋骨肌肤，诸邪乘虚而入，使经脉痹阻不通是痹证发生的重要因素。故赵师治疗痹证很重视补气养血中药的运用。补气药赵师多选用黄芪、党参，养血药多选用当归、鸡血藤。痹证各个阶段都存在气血不足的问题，补气养血药的应用应贯彻始终。现代药理研究也表明，益气养血药大都有不同程度的促进机体免疫功能作用，能增强免疫力，促进关节炎症的减退和功能的恢复。

跟师体悟

二、补肝脾肾，强筋壮骨

痹证虽然与各脏腑均有一定关系，但赵师认为关系最密切者莫过于肝脾肾。因肝藏血主筋，肾藏精主骨，肝肾同源，肝血和肾阴互相滋养，筋脉和顺，则筋骨坚强。若肝肾精血不足，则外邪易乘虚而入，而痹病由生。脾主肌肉，主四肢，主运化水湿，为后天之本，气血生化之源，脾健则生化有源，肌肉才得以充养，水湿不易停留。脾虚则气血乏源，正气内虚，外邪易入，则易诸邪合而为痹。故赵师治痹很重视肝脾肾在痹证治疗中的作用。养肝，赵师常用白芍、当归、木瓜、甘草，酸甘化阴，肝之阴血充足，则拘挛可解。治肾，赵师常用鹿茸配鳖甲，淫羊藿配地黄，阴阳并调，肾精足，则筋骨强健。健脾，赵师常用苍术、白术、砂仁、白豆蔻，苍术、白术可健脾运脾，砂仁、白豆蔻可理气护胃，盖痹证患者久服中西药物，脾胃功能多已受损，故赵师治痹，此类药物常贯彻始终。

三、化痰逐瘀，通经活络

痹者，闭也，经脉闭阻不通之意。究其痹阻之因，不外外感之风、寒、湿、热及内生之痰浊、瘀血诸邪。《素问·痹论》曰："风寒湿三气杂至，合而为痹也。"讲的是痹证的初起阶段。久痹不已，诸邪客于经络骨节，痹阻气血，津液不得随经运行，则"血停为瘀，湿凝为痰"。正如《类证治裁·痹症》所谓痹久"必有湿痰败血瘀滞经络"。痰浊与瘀血既是病理产物，又是导致疾病加重和反复发作的病理因素。痰、瘀俱为有形之邪，痰瘀互结，如油入面，深入骨骱，导致关节肿大变形，僵硬不利，活动障碍，皮下结节等症，致使病情反复，缠绵难愈。赵师化痰常用胆南星、半夏、僵蚕、皂角刺等；活血化瘀多采用鸡血藤、土鳖虫、地龙、丹参、红花等。基于以上认识，结合多年的临床经验，赵师治疗痹证常采用补肾通络丸，由鹿茸、淫羊藿、炙川乌、生地黄、鳖甲、全蝎、胆南星、穿山甲（代）、威灵仙、鸡血藤、炙马钱子、白术等组成（由十堰市中医院制剂室生产），取得了较好的疗效。

跟名师 做临床
——医林伉俪三十年临证集粹

四、虫蚁搜剔，通痹解结

不同的药物具有不同的特性，唐容川在《本草问答》中说："动物之功利，尤甚于植物，以其动物之本性能行，而又具有攻性。"痹证日久形成败血凝痰，非虫蚁之品难以为功。正如叶天士在《临证指南医案》中所指出的"经以风寒湿三气合而为痹，然经年累月，外邪留着，气血皆伤，其他为败痰凝瘀，混处经络，盖有诸矣"，"风湿客邪留于经络……且数十年之久，岂区区汤散可效"，"邪留经络，须以搜剔动药"，"借虫蚁搜剔以攻通邪结"及"宿邪宜缓攻""飞者升，走者降"的理论。对痹证的治疗极具指导意义。赵师认为痹证常常呈慢性进行性过程，具有病程长、易反复发作的特点，痹证日久，因痰浊瘀血闭阻经络，常致关节肿大、变形，疼痛剧烈，肢体僵硬，麻木不仁，其证多顽固缠绵难愈，赵师认为虫蚁搜剔之品，其穿透筋骨，通达经络，破瘀消坚之功远非草木之品所能及，充分发挥虫类治痹的优势，是治疗顽痹取效的关键。其常用虫类药物有全蝎、土鳖虫、白僵蚕、地龙、穿山甲、水蛭、蜈蚣等。下面对其部分常用之虫类药简介如下。

赵师认为全蝎味辛，性平，有毒，入肝经，有祛风止痉、通络止痛、解毒散结之功。《玉楸药解》谓其："穿筋透骨，逐湿除风。"赵师常以全蝎10g水煎或3g研末内服，配威灵仙15g、鸡血藤30g、马钱子0.4g、穿山甲3g治疗风湿顽痹。全蝎配马钱子是赵师治疗痹证常用的对药，马钱子服用量大后易引起头晕、舌麻、牙关发紧，甚则抽搐等，而全蝎具有息风止痉作用，恰好能消除以上症状，两药配伍，相反相成，不仅彼此增强了止痛作用，而且在一定程度上也减轻了马钱子的毒副作用。

土鳖虫味咸，性寒，归肝经。有破血逐瘀、续筋接骨的作用。《长沙药解》说它"善于化瘀血，最补损伤"。赵师认为土鳖虫药性平和，活血而不伤气血，无论证属虚实，只要夹瘀，其舌质紫暗或有瘀斑、瘀点之顽病久病均可用之。孕妇及无瘀血者忌用。其常用量为10g。

僵蚕味咸辛，性平，入肝肺经。功能息风止痉，祛风定痛，化痰散结。僵蚕主要含脂肪及蛋白质，白僵菌还含甾体 11α-羟基化酶系，用于合成类皮质激素，能增强机体防御能力和调节功能。僵蚕擅于化痰散结，土鳖虫长于活血化瘀，二者相伍可用于痰瘀互结之多种疾病。此药对赵师常用剂量为僵蚕 10g，土鳖虫 10g。

地龙味咸，性寒，入肝、脾、膀胱经，长于活血通络止痛，因其性寒能清热，故尤适用于关节红肿疼痛、屈伸不利之热痹。痹证无论风寒湿热何者为甚，日久必有痰瘀互结，阻滞脉络，赵师常以地龙配僵蚕，此二药相伍，既善于化痰瘀，又长于通络定痛，对顽痹、久痹尤为有效。赵师常用量为僵蚕 10g，地龙 10～15g。

穿山甲味咸，性平，入肝胃经，长于通经活络，《医学衷中参西录》谓其："气腥而窜，其走窜之性，无微不至，故能宣通脏腑，贯彻经络，透达关窍，凡血凝血聚为病，皆能开之。"赵师常说："穿山甲无坚不摧，确为治疗良药，只可惜药源日少，价格昂贵，不能多用。"对于顽痹、久痹多用穿山甲，常取穿山甲末 3g 令患者用汤剂冲服（可用猪蹄甲 10g 代之，水煎服）。

赵师创制的河车骨痹汤、葛根颈痹汤等多首治痹方剂中均配有虫类药。

五、藤蔓之属，通经入络

藤类药物是赵师临床治痹应用较多的一类药物。《本草便读》云："凡藤蔓之属，皆可通经入络，盖藤者缠绕蔓延，犹如网络，纵横交错，无所不至，其形如络脉。"据《中华本草》《中华医典》等文献记载约有藤类药物 255 种之多，由于各药性味归经不同，作用亦有很大差别，赵师治痹善用藤类药物，现就其对藤类药物在风湿病中的应用经验简介如下。

1. 雷公藤 味苦、辛，性温，有大毒，入肝肾经，具有通行十二经络之力。功能清热解毒、祛风除湿、舒筋活血、通络止痛，临床常用于治疗风湿痹痛，如类风湿关节炎、强直性脊柱炎及其他风湿免疫类疾病，多有较好的疗效。赵师常采用雷公藤 6～10g，配用鸡血藤 30g，或配用当归、熟地黄等养血之品，部分患者口服后可出现消化道反应，如恶心、腹胀、轻度腹痛、胃纳减退、腹泻等，可配服香连丸即可缓解。

2. 青风藤 苦、辛，微温，入肝、脾经。具有祛风除湿、通络止痛、利水消肿之功。各种类型的风湿痹痛均可配用，本品对于下肢肿胀效果尤佳。但本品容易过敏。赵师认为服用本品宜从小量服起，如无过敏反应可加大剂量，或配用徐长卿 30g，地肤子 30g，即可减轻不良反应。本品常用量为 20～30g。

3. 鸡血藤 味苦、微甘，性温，入肝经。具有补血活血、舒筋活络之效。本品温而不燥，既能补血又能行血，守走兼备，尤其适用于痹证日久，血虚体弱者。《本草纲目拾遗》称"其藤最活血，暖腰膝，已风瘫"。赵师认为鸡血藤色红入血分，藤类又长于入络，而痹为经络闭阻之义，故治疗诸般痹证多配用此品，其常用量为 30g。赵师亦常嘱患者熬制鸡血藤膏配合中药内服或作为痹证巩固治疗时服用。

4. 忍冬藤 味甘，性微寒，入心、肺、脾、胃经。本品长于清热解毒，散结消肿，通经活络。《本草纲目》载："治一切风湿气及诸肿毒，痈疽疥癣，杨梅恶疮，散热解毒。"是治疗风湿类疾病的常用药物，对类风湿关节炎、反应性关节炎、骨关节炎、颈椎病、痛风等，均有一定的效果，本品性寒而不伤胃，燥湿而不伤阴，是祛风通络药中少数性凉而无不良反应的中药。治疗风湿热痹赵师常配伍土茯苓、苍术、黄柏、薏苡仁、川牛膝、络石藤、蒲公英等，本品既可以水煎内服，又可以外洗，还可以泡酒服。如赵师常用的自拟外洗方：忍冬藤、鸡血藤、海风藤、络石藤、雷公藤、威灵仙各等份，煎水熏洗患处。复方忍冬藤酒：忍冬藤 60g，鸡血藤 30g，徐长卿 30g，威灵仙 30g，乌梢蛇 15g，红花 15g。治疗多种风湿痹痛有较好的疗效。

5. 海风藤 辛、苦，微温，入心、肾二经，具有祛风湿、通经络、理气之功效，主治风寒湿痹，关节疼痛，筋脉拘挛，跌打损伤，哮喘，久咳等。《本草再新》云："行经络，和血脉，宽中理气，下湿除风，理腰脚气，治疝，安胎。"赵师认为本品尤其擅长治疗关节游走性疼痛，故称之为"截风要药"。但本品力缓，少用难以为功，其常用量为 30 ～ 50g。

6. 络石藤 味苦，性微寒，入心、肝、肾经。本品具有祛风通络、凉血消肿之功。用于风湿热痹、筋脉拘挛、腰膝酸痛、喉痹、痈肿、跌仆损伤。《本草正义》："此物善走经脉，通达肢节，今用以舒节活络，宣通痹痛甚验。"赵师认为：本品苦可燥湿，寒可清热，故尤其适用于湿热痹证，对关节肿痛者效果尤佳，临床常配用忍冬藤、秦艽、生地黄、桑枝等。此外本品水煎内服或含漱对咽喉肿痛亦有明显效果。络石藤常用量为 15 ～ 30g。

7. 首乌藤 味甘微苦，性平。归心、肝经，能养血安神，祛风通络。药理研究表明本品有镇静催眠作用。临床常用于治疗阴虚血少之失眠多梦、心神不宁、头目眩晕、皮肤痒疹等症。赵师用其治疗风湿痹痛常配伍合欢皮 30g，徐长卿 15g，威灵仙 15g，鸡血藤 30g，络石藤 30g 等。

六、典型病例

王某，女，55 岁，2008 年 6 月 12 日初诊，自述全身多关节疼痛 15 年，经某三甲医院确诊为类风湿关节炎，久服中药及甲氨蝶呤、柳氮磺吡啶等西药，症状时轻时重，纳差，乏力，时有胃脘胀痛。诊见患者双侧掌指关节、近端指关节、腕踝关节肿大变形，僵直，疼痛，行走困难，阴雨天加重，关节局部喜暖畏寒，舌质暗红苔薄，脉沉弦细。赵师诊为尪痹（气血不足，肝肾亏虚，痰瘀痹阻关节），治当益气养血，滋补肝肾，化痰逐瘀，通络止痛。赵师处以当归补血汤合补肾通络方加减：黄芪 30g，当归 15g，鹿角 15g，鳖甲 10g，全蝎 10g，炮穿山甲 3g（研末冲服），僵蚕 10g，土鳖虫 10g，鸡血藤 15g，海风藤 15g，络石藤 15g，砂仁 10g，白豆蔻 10g，薏苡仁 30g，白术 10g。5 剂，水煎服，日 1 剂。并嘱患者将药渣装入面袋中蒸热外敷患处。上方加减服药 40 剂后，大关节已无僵直，小关节肿胀较前缩小，活动时疼痛明显减轻。15 年顽疾，虽见小效，仍需久服方能缓解。遂取上方 10 剂，去鹿角，加鹿茸 30g，白花蛇 3 条，海马 50g，三七 100g，红参 100g，大枣 100g，为末，每服 10g，每天 3 次，开水冲服。服散剂 6 个月后，患者行走自如，关节疼痛消失，关节肿大略减。赵师令其改服补肾通络丸每服 5g，每天 2 次，再服 6 个月以巩固疗效。随访至今，病情稳定。

按： 类风湿关节炎中医称之为"尪痹"，是痹证中较为难治愈者，西医常采用非甾体抗炎药及慢作用药治疗，对于控制症状及关节变形有一定作用，但副作用亦较大，有些患者难以坚持服药。赵师认为气血不足、肝肾亏虚是本病发病的内因，外感风寒湿热等邪气是诱发和使病情加重的因素，二者均不可忽视。本例患者患病日久，气血阴阳俱虚，痰瘀互结，经络不畅，故久治而效差。赵师取用黄芪、当归益气养血；鹿角、鳖甲滋补肾阴肾阳，以扶助正气；全蝎、穿山甲、僵蚕、土鳖虫等虫蚁灵动之品通痹解结；鸡血藤、海风藤、络石藤诸藤通经入络，祛风活血；薏苡仁、白术、砂仁、白豆蔻健脾祛湿，理气护胃。诸药合用，共奏益气养血、滋补肝肾、化痰逐瘀、通络止痛之功。赵师认为，本病非短期能愈，待病情控制后常需服用丸药或散剂半年至 1 年，效果方能巩固。

赵和平老师辨治头痛经验

头痛是临床常见病、多发病，内伤外感皆可致病。赵和平老师认为，内伤头痛的病因病机虽然复杂，但概括起来不外乎"不通则痛"和"不荣则痛"。不通指气血上冲，肝风上扰及痰浊瘀血阻滞等；不荣指气血亏虚，肾精不足，脑窍失养。赵师据此常采用益气升清、滋阴降火、活血通络、清热化痰、疏肝解郁、镇肝息风等法治疗，同时也很注重引经药及经验对药的应用，治疗本病取得了较好的疗效。现将其经验简介如下。

一、治头痛六法

（一）益气升清法

用于气虚头痛。症见头痛隐隐，上午为甚，面色萎黄或白，气短乏力，劳累后加重，休息后减轻，舌质淡，苔薄白，脉沉细弱。多见于体质较差，面白体弱者。赵师喜用益气聪明汤（黄芪30g，甘草10g，芍药30g，黄柏10g，人参10g，升麻6g，葛根15g，蔓荆子15g）加酸枣仁、延胡索、细辛等，俾清升浊降，大脑得养，则头痛自止。

（二）滋阴降火法

适用于肾水不足、肝火上炎所致的头痛。症见头痛且晕，呈胀痛或抽掣样痛，性急易怒，烦躁，伴腰酸，耳鸣，夜寐多梦，舌红少苔或苔黄，脉弦细而数。治宜滋养肾阴，清肝降火。方用天麻钩藤饮加减：天麻10g，钩藤30g，生石决明30g，夏枯草15g，生地黄30g，龟甲15g，鳖甲15g，桑椹30g，女贞子15g，墨旱莲30g，黄芩10g，生白芍30g，

跟名师　做临床
——医林优俪三十年临证集粹

甘草 10g。

（三）活血通络法

用于瘀血头痛。此症多见于脑外伤后，或头痛日久不愈者。症见头痛日轻夜剧，头痛剧烈，如锥如刺，可伴见四肢麻木或面部麻木等，舌质暗，有瘀斑、瘀点，苔白或黄，脉细涩。赵师常用血府逐瘀汤（生地黄 30g，当归 15g，川芎 24g，桃仁 10g，赤芍 10g，牛膝 15，柴胡 10g，桔梗 10g，枳壳 10g，红花 10g，甘草 6g）加土鳖虫、僵蚕、全蝎、细辛等。

（四）清热化痰法

用于痰热阻络头痛。症见头胀痛、闷痛，多伴头沉，同时有胸脘痞闷，呕吐痰涎，舌苔白腻或黄腻，脉弦滑。治宜清热化痰，通络止痛。赵师常治以三仁温胆汤（杏仁 10g，白豆蔻 10g，生薏苡仁 30g，厚朴 6g，法半夏 15g，竹叶 10g，通草 6g，滑石 30g，陈皮 10g，枳壳 10g，竹茹 20g，茯苓 15g）加土茯苓、木槿花、瓜蒌、黄芩等治疗。

（五）疏肝解郁法

用于肝郁头痛。症见头痛时轻时重，每因情志抑郁、恼怒或休息不好而加重，或伴心烦易怒，两胁胀痛，女性可见经前乳胀，月经不调等，舌质红，苔薄白或薄黄，脉弦细或弦涩。治宜疏肝解郁，理气止痛。赵师喜用丹栀逍遥散（白芍 30g，当归 15g，柴胡 10g，白术 10g，茯苓 10g，甘草 6g，薄荷 6g，牡丹皮 10g，栀子 10g）加合欢皮、佛手、玫瑰花、凌霄花等治疗。

（六）镇肝息风法

用于肝阳上亢、肝阳化风之头痛。症见头痛而眩，心烦易怒，夜眠多梦，每因烦劳或恼怒而加重，面赤口苦，舌质红，苔黄，脉弦长有力。治宜平肝潜阳，镇肝息风。赵师常用镇肝熄风汤加减方：生赭石 30g，生龙骨 30g，生牡蛎 30g，鳖甲 15g，龟甲 15g，川楝子 10g，生麦芽 10g，怀牛膝 30g，川芎 30g，白芍 30g，全蝎 10g，蜈蚣 2 条。

跟师体悟

二、引经报使，直达病所

《灵枢》云："十二经脉，三百六十五络，其血气皆上于面而走空窍。"赵师认为，头为诸阳之会，手足三阳经均上行于头面，足厥阴经上会颠顶，太阴、少阴经脉虽不上头，但太阴中湿、少阴中寒亦有头痛者。引经药犹如向导，能引药直达病所，适当配用引经药可达到事半功倍的效果。太阳头痛多在头后部，下连于项背，可加羌活、蔓荆子；少阳头痛多在头之两侧并连及耳部，常用川芎、柴胡；阳明头痛多痛在前额，常用白芷、葛根；太阴头痛常加苍术；少阴头痛多用细辛；厥阴头痛则在颠顶部位或连于目系，可加藁本、吴茱萸。

三、常用对药

（一）川芎配白芍

川芎味辛性温，归肝、胆、心包经。本品辛温香窜，走而不守，能上行颠顶，下行血海，为血中之气药，具活血行气、祛风止痛之功效，为治头痛之圣药。白芍味苦酸，性微寒，入肝经。本品既能养血柔肝，又能平抑肝阳，长于缓急止痛。二者相配，川芎得白芍，则行气活血祛风而不伤阴，白芍得川芎，则补阴养血而不滞。赵师常用量为川芎15～40g，白芍30～50g。

（二）全蝎配蜈蚣

全蝎味辛、咸、性平，入肝经，长于息风止痉，通络止痛，解毒散结。蜈蚣味辛，性温，入肝经，功善通经络，息肝风，解痉挛，止抽搐。其走窜之力最速，外而经络，内而脏腑，气血凝聚之处皆能开之。二者均为息风止痉、通络止痛之圣药，相须为用，相得益彰，息风止痛之力倍增。二者相配名曰止痉散。对于顽固性头痛有良效，其常用量为全蝎6～10g，蜈蚣1～2条。赵师体会，二者等量研末冲服效果最佳，可每次服2～3g，日2次。

（三）僵蚕配土鳖虫

僵蚕味咸辛，性平，入肝肺经。功能息风止痉，祛风定痛，化痰散结。土鳖虫味咸，性寒，入心、肝、脾经，擅长破血逐瘀，通络止痛。僵蚕善于化痰散结，土鳖虫长于活血化瘀。凡头痛夹有痰瘀者配用二者，均可增强疗效。其常用剂量为僵蚕、土鳖虫各10g。

（四）酸枣仁配延胡索

酸枣仁味甘、酸，性平，入肝、胆、心经，有养心益肝、安神、敛汗的作用。延胡索味辛、苦，性温，入心、肝、脾经。擅长活血，行气，止痛。现代药理研究认为酸枣仁含有枣仁皂苷、脂肪油、有机酸等，具有镇静、催眠、镇痛的作用。延胡索含有延胡索甲素、乙素、丙素、去氢紫堇碱等20多种生物碱，有明显的镇静、催眠与安定作用。两药相伍，镇痛、镇静作用明显加强，可用于治疗各种头痛，尤其对于头痛伴有烦躁、失眠的患者效果更佳。其常用量为酸枣仁、延胡索各30g。

赵和平老师辨治小儿厌食症经验

厌食症是指较长时期食欲不振，见食不贪，甚至拒食的一种病证，全身性和消化道器质性疾病除外。厌食症是儿科常见病之一，近年来本病发病呈逐年增多趋势，城市儿童发病率较高，各年龄儿童皆有发病，尤以 1～6 岁小儿多见。厌食日久，对儿童的生长发育、身心健康会造成严重的影响，应引起儿科工作者及家长的足够重视。中医治疗本病具有较好的疗效。赵师对小儿厌食症的治疗有独到之处。现将其经验简介如下。

一、益气健脾法

脾气虚弱型小儿厌食症临床较为多见，盖为"小儿脾常不足"之故也。此类患儿多表现为不思饮食，面色无华，精神不振，少气懒言，便溏或便秘，或大便夹不消化物，舌质淡，苔薄白，指纹淡红或脉细软，山根常现青筋。此类患儿多由素体脾胃虚弱或久用苦寒药物及抗生素等所致。治宜益气健脾。赵师常采用自拟儿宝 2 号方（太子参 15g，焦白术 10g，茯苓 10g，甘草 6g，大枣 10g，山药 10g，砂仁 6g，木香 6g，薏苡仁 15g，金钗石斛 10g，鸡内金 10g，焦三仙各 10g，罗汉果 1 枚）加减。夹阴虚者加麦冬 10g，五味子 6g；大便溏泻者加葛根 10g，莲子 10g；大便干结者加莱菔子 15g；易患反复呼吸道感染者加紫河车 6g，黄芪 10g，防风 6g；生长发育缓慢者加紫河车 10g。我院曾把儿宝 2 号方制成膏剂，名之曰"儿宝 2 号膏"，因其口感好，效果佳，倍受患儿和家长喜爱。《儿宝 2 号膏治疗小儿厌食症的临床研究》为十堰市科技局课题，被评为湖北省重大科技成果。

二、滋养胃阴法

胃阴虚之小儿厌食症临床上亦常见到，此类患儿多形体偏瘦，患儿或素体阴虚或热病后耗伤胃阴。症见饥不欲食，或全无食欲，食少饮多，烦躁易怒，皮肤干涩，手足心热，大便燥结，舌红少津，苔薄少或花剥，脉细数。赵师宗叶天士"阳明燥土，得阴始安"的思想，采用滋养胃阴法治疗，常用自拟胃宁2号方（太子参10g，石斛10g，麦冬10g，木瓜10g，莲子10g，生谷芽15g，甘草6g，生麦芽15g，生山楂10g，陈皮6g）加减。方中太子参、石斛、麦冬益气养阴，木瓜、甘草酸甘化阴，莲子健脾敛汗，生麦芽、生山楂、陈皮理气助运，使补而不腻。腹胀便秘者加莱菔子15g理气通便；呕恶者加枇杷叶15g、芦根15g以降逆止呕。

三、疏肝解郁法

小儿"肝常有余，脾常不足"，当今年代，小儿多为独生子女，父母百般娇惯，患儿常因所欲不得或学习压力过大等情志不遂而致肝气郁结，横逆犯脾，表现为烦躁易怒，嗳气、恶心，不思饮食，面色青黄，山根或太阳穴处多有青筋显露，夜不安卧，舌质多红，苔多薄黄，指纹青紫或脉弦。治宜疏肝解郁，健脾和胃。赵师常处以逍遥散加减。腹胀纳差者加砂仁10g，白豆蔻10g；嗳气呕恶者加枇杷叶15g，竹茹10g；便秘者加砂仁6g，莱菔子15g；夜不安卧者加合欢皮10g，首乌藤15g，灯心草6g。

四、消食导滞法

伤食积滞是导致小儿厌食症的常见原因之一，小儿脏腑娇嫩，脾常不足，进食稍有不慎，即易形成积滞，正如《幼幼集成·食积证治》所说："脾虚不运则气不流行，气不流行则停滞而为积……以致饮食减少，五脏无所资禀，血气日愈虚衰，因致危困者多矣。"此类患儿临床常见食欲不振，山根发青，口中有酸臭味，常伴有腹痛，食入易吐，大便多干结、臭秽，舌质红，苔黄厚腻，脉数。赵师常处以保和丸加减，以消积导滞。腹痛甚者加槟榔 10g，乌梅 10g，延胡索 10g；便秘甚者加大黄 3g，莱菔子 15g。中病即止，不可过用。

五、芳香化湿法

随着时代的变迁，人们的体质也在悄然发生改变，体型肥胖，湿浊内蕴之患儿越来越多见。此类患儿平时嗜食甜味食品、膨化食品及酸奶饮料等，日久脾气受损，湿浊内蕴，表现为厌食，呕恶，食不知味，食后脘腹胀满，舌质多淡红，苔白腻，指纹淡或脉濡。治疗应以芳香化湿助运为主，赵师常处以三仁汤加减。伴腹痛者加槟榔 10g，延胡索 10g；呕恶甚者加藿香 8g，竹茹 10g；脾虚明显者加用党参 10g，白术 10g。

六、运脾杀虫法

虽然卫生条件较过去大为改善，但小儿虫症仍较为常见，此类患儿多表现为面色苍黄，有虫斑，巩膜有蓝斑，指甲有白点，嗜食异物，喜咬指甲，睡中磨牙，形体偏瘦，脐周时痛，舌淡红，苔黄白腻，指纹多淡，脉多弦细。治宜健运脾胃，驱虫化积。赵师常用自拟槟榔饮（槟榔 10g，乌梅 10g，使君子 10g，五味子 10g，金钗石斛 10g，白芍 15g，甘草 10g，木香 6g，鸡内金 10g，砂仁 10g，白豆蔻 10g，焦三仙各 10g，薏苡仁 10g）化裁。小儿身体素弱者加太子参 10g，白术 10g，茯苓 10g；气滞甚者加青皮 8g，陈皮 8g；内热甚者加蒲公英 15g，紫花地丁 10g，天葵子 10g。

赵和平老师从肝论治疑难杂症经验

赵和平老师治疗疑难杂症积累了丰富的经验，我们随师学习，见其从肝辨治脏躁、喉痒咳嗽、失眠、阳痿等疾病，取得了较好的效果，现将其经验介绍如下。

一、脏躁

脏躁病名首见于张仲景《金匮要略》，文曰："妇人脏躁，喜悲伤欲哭，象如神灵所作，数欠伸，甘麦大枣汤主之。"后世医家对其病因病机进行了发挥。如《女科经纶》云："无故悲伤属肺病。脏躁者，肺之脏躁也。"《医宗金鉴》则谓："脏，心脏也。心静则神藏，若为七情所伤，则心不得静，而神躁扰不宁也。故喜悲伤欲哭，是神不能主情也；象如神灵所凭，是不能神明也。"但赵师认为，脏躁一病，主要与肝有关，考《素问·金匮真言论》曰："东方青色，入通于肝……其谷麦。"《素问·脏气法时论》云："肝苦急，急食甘以缓之。"《难经·十四难》云："损其肝者缓其中。"仲景之甘麦大枣汤，实以小麦补肝，用甘草缓肝之急，大枣缓中，以方测证，其病位当在肝无疑。故赵师治疗脏躁常从治肝入手，以逍遥散为主方，对于肝气郁结较甚者，赵师常加佛手15g，合欢皮30g，玫瑰花10g；肝火炽盛者加牡丹皮10g，栀子10g；肝血不足者加生地黄30g，百合30g，酸枣仁30g，柏子仁30g；肝阴不足者加龟甲15g，鳖甲15g，女贞子15g，桑椹30g；便秘者加羊蹄根10g，生何首乌30g；夹痰浊者合用温胆汤。

二、喉痒咳嗽

喉痒咳嗽是肺系疾患中的常见症状之一，有的患者迁延数月而不能治愈，给患者带来了很大的痛苦。赵师治疗顽固性喉痒咳嗽常从肝入手，每能取得较好的疗效。考肝之经络"循咽喉之后，上入颃颡"，"其支者，复从肝别贯膈，上注肺"（《灵枢·经脉》）。肝属木，而肺属金，肝气主升，肺气主降，二者协调，则升降有序，如肝气，肝风，肝火太旺，肝升太过，则肺降不及，肺气上逆则咳嗽不止。喉痒阵咳实乃肝风之象，赵师治疗每从肝风入手，辅以宣肺降气，多能取效。常用自拟四虫宣肺饮（蝉蜕 10g，僵蚕 10g，蜈蚣 1 条，全蝎 6g，钩藤 15g，丹参 15g，炙麻黄 10g，杏仁 15g，炙甘草 6g，枇杷叶 30g，芦根 30g）加减。夹有外感者加桑叶 15g，菊花 15g；肝火旺盛者加牡丹皮 12g，栀子 10g；肝气郁滞者加柴胡 10g，香附 10g；咽喉有梗塞感者，加紫苏叶 10g，厚朴 10g；肺热有痰者加浙贝母 15g，瓜蒌 30g。

三、阳痿

阳痿是男性的常见病。其病因复杂，有的较难医治。古人多从命门火衰，肾精亏损论治。赵师治疗本病常从肝入手，《灵枢·经脉》云："肝足厥阴之脉，起于大指丛毛之际，上循足跗上廉，去内踝一寸，上踝八寸，交出太阴之后，上腘内廉，循股阴，入毛中，过阴器，抵小腹……"说明肝经与阴器有直接的连属关系，其病变影响到阴器可致阳痿。《素问·痿论》曰："思想无穷，所愿不得，意淫于外，入房太甚，宗筋弛纵，发为筋痿……筋痿者，生于肝，使内也。"肝主筋，阴茎为宗筋之会，肝主藏血，主疏泄，肝具有储藏和调节血液的功能。肝之气血调和，经络通畅，则阴茎能正常勃起，反之则易发生阳痿。当今社会，人们生活压力较大，情志不遂者日众，对于肝气郁结者，赵师常治以逍遥散加佛手 15g，合欢皮 20g，蜈蚣 1 条；对于肝胆湿热者赵师常治以龙胆泻肝汤加藿香 10g，茵陈 30g，土茯苓 30g；对于寒滞肝经者，赵师常治以自拟温肝汤（乌药 10g，吴茱萸 6g，小茴香 30g，肉桂 10g，淫羊藿 30g，鹿衔草 30g，蜈蚣 1 条)；肝阴血不足者，赵师常治以一贯煎加白芍 30g，蜈蚣 1 条，甘草 10g；阳痿日久，久病入络者，赵师常配以土鳖虫 10g，僵蚕 10g，瘀血甚者加水蛭 6g。

四、失眠

近年来，随着生活和工作节奏加快及竞争日益激烈，人们思想紧张，精神负担加重，失眠的患者也日益增多。赵师认为：失眠虽与五脏有关，但与肝关系尤为密切，临床辨治注重从肝论治，取得了较好的效果。《黄帝内经》曰"肝藏魂""随神往来谓之魂""肝主疏泄"，肝的疏泄功能正常，肝魂方能随神往来，调节抑制与兴奋、睡眠与觉醒的协调平衡。肝藏血，"夜卧血归于肝"。肝血充足，阴能涵阳，是保证睡眠正常的物质基础。《知医必辨》曰："人之五脏，惟肝易动而难静。"《症因脉治·内伤不得卧》曰："肝火不得卧之因，或因恼怒伤肝，肝气怫郁；或尽力谋虑，肝血所伤。肝主藏血，阳火扰动血室，则夜卧不宁矣。"说明肝之病变与失眠有密切关系。

对于肝气郁结者，症见入睡困难，多梦易惊，喜叹息或胁痛、呕逆，或腹痛便滞，便后不爽，失眠每因情志不畅而加重，苔薄，脉弦。赵师常治以逍遥散加合欢皮 30g，首乌藤 40g。胁痛者加川楝子 10g，延胡索 30g；多梦易惊者加珍珠母 30g，石决明 30g；叹息烦躁者加百合30g，生地黄 30g。

肝胆火旺夹有痰浊者，症见失眠，头昏沉，烦躁易怒，口苦咽干，口渴喜饮，胁痛或耳鸣，咽痛，大便秘结，小便黄赤，舌红苔黄腻，脉弦滑。赵师常治以丹栀温胆汤加酸枣仁 30g，延胡索 30g。伴胸胁胀闷者可加佛手 15g，合欢皮 30g，伴有烦躁易惊者加生铁落 30g，珍珠母30g。

肝阳上亢之失眠，症见失眠，头痛，头晕或头胀，梦多易醒，记忆力减退，颈项不适，舌红苔黄脉弦。赵师常治以天麻钩藤饮加减。头晕胀痛甚者可加磁石 30g，葛根 30g，丹参 15g；伴肾阴不足者加女贞子30g，墨旱莲 30g，桑椹 30g，枸杞子 20g。

肝肾阴虚水不涵木之失眠证，症见心烦不寐，头晕，耳鸣，健忘，神疲乏力，腰膝酸软，五心烦热，口干津少，舌红苔薄，脉细数。赵师常治以五子安神汤（枸杞子30g，女贞子30g，桑椹30g，五味子15g，酸枣仁30g，龟甲20g，首乌藤30g，合欢皮30g，龙齿30g，陈皮6g）加减。眩晕、耳鸣甚者加生龙骨、生牡蛎各30g，磁石30g；腰膝酸痛加鹿衔草30g，杜仲20g。

五、面神经痉挛

面神经痉挛是一顽症，临床颇难治愈。《灵枢·经脉》："肝足厥阴之脉。起于大指丛毛之际……挟胃属肝络胆……连目系，上出额，与督脉会于巅。其支者，从目系下颊里，环唇内。"即肝经在面部的循行与面神经分布是一致的。《素问·至真要大论》"诸风掉眩，皆属于肝"，面肌痉挛忽发忽止，与"风善行而数变"的特征相似，风邪虽有内、外之别，但就面肌痉挛而言，多以内风为主。故赵师认为面肌之所以痉挛，主要是因为肝风内动。

导致肝风内动的原因主要是因为肝肾阴血不足，故滋阴养血、息风止痉法为常用大法。赵师常治以自拟二甲息风汤加减，基本方如下：龟甲30g，鳖甲20g，青龙齿30g（先煎），钩藤30g（后下），白芍50g，当归20g，炙甘草20g，蒲公英30g，全蝎4g（研冲），蜈蚣2条，怀牛膝30g，生麦芽10g。赵师认为介类潜阳息风效果最佳，故以大剂龟甲、鳖甲滋阴潜阳，息风止痉；白芍、当归、甘草，滋养肝阴肝血，缓急解痉；龙齿、钩藤平肝息风，镇静安神；生麦芽条达肝气；蒲公英清肝热而不伤阴；全蝎、蜈蚣善通经络，走窜之力最速，内走脏腑，外达经络，无处不至，为搜风止痉之要药。诸药合用，肾水得滋，肝阴得养，肝阳得潜，肝风得息，痉挛自止。疼痛日久，夹有痰瘀者加土鳖虫10g，僵蚕10g；肾阴虚者加桑椹30g，女贞子30g，墨旱莲30g；脾胃功能差者加砂仁10g，白豆蔻10g；痛甚难以入睡者加酸枣仁30g，延胡索30g，首乌藤30g，蝉蜕30g。

按：魏之琇云："肝木为龙，龙之变化莫测，其于病也亦然。明者遇内伤证，但求得其本，则其标可按籍而稽矣，此天地古今未泄之秘，《内经》微露一言，曰'肝为万病之贼'，六字而止，似圣人亦不欲竟其端委，殆以生杀之柄不可操之人耳。余临证数十年，乃始获之，实千虑之一得也。世之君子，其毋忽诸。"赵师对魏氏之论颇为赞赏。赵师认为：肝藏血，藏魂，而主疏泄，体阴而用阳，其性主升主动，肝之经络上至颠顶，下络阴器，旁及脾胃，又与心包同属厥阴，故其疏泄失常，阴阳失衡，则气机逆乱，或上冲，或下迫，或横犯脾胃，或窜入心包，可致各科病证丛生，从肝入手，或治肝火，或治肝风，或治肝气，或诸法并施，的确可使许多疑难杂症迎刃而解。

赵和平老师运用一贯煎经验

一贯煎为清代名医魏之琇所创，本方见于《续名医类案·心胃痛门》，是一首滋阴疏肝的名方，方中重用生地黄，滋水以涵木，配伍枸杞子补肝阴、养肝血；沙参、麦冬养阴润肺，以滋水之上源，兼能清金制木；当归辛散，养血活血，使诸药补而不滞；川楝子，性寒不燥，既能疏泄肝气，顺其条达之性，又能使诸药滋而不腻。全方虽仅六味，但配伍严谨，功效卓著，因而备受后世医家推崇。赵师临证长于治肝，应用一贯煎治疗内伤杂病，取得了很好的效果，现将其经验简介如下。

一、慢性胃炎

柴某，女，48岁，2008年7月13日诊。患胃痛3年，每遇生气或劳累后加重，近2个月来疼痛加重，胃脘灼痛，痛连胸胁，伴嘈杂吞酸，性情急躁，夜寐多梦，形体消瘦，舌质红苔薄少，脉象弦细而数。胃镜检查示：慢性萎缩性胃炎。证属肝郁气滞，化火伤阴。治以滋阴疏肝，理气止痛。方用一贯煎加减。枸杞子20g，北沙参15g，生地黄30g，麦冬15g，当归10g，川楝子10g，炒白芍30g，百合30g，乌药6g，石斛15g，牡丹皮10g，延胡索10g，炙甘草5g，海螵蛸10g，蒲公英30g。5剂，水煎服。服药10剂后，胃痛大减，胸胁仍不适，上方加佛手10g，合欢皮15g，续服30剂，疼痛消失，饮食、睡眠均有明显好转。随访1年，疼痛未再发作。1年后复查胃镜示：浅表性胃炎。

按：肝体阴而用阳，肝阴不足，肝阳易亢，郁而化火，横逆犯胃，灼伤胃阴，故见胃脘灼痛、吞酸等症，肝火上扰，阳不入阴，则夜寐不

跟名师 做临床

——医林优俯三十年临证集粹

安。叶天士谓："肝为起病之源，胃为传病之所。"本病病本在肝，当以治肝为主，肝胃同治。故赵师处以一贯煎加减。方中枸杞子、地黄、沙参、麦冬、石斛、百合滋肝润胃，阴血足则能涵阳；牡丹皮清肝火；川楝子、延胡索、佛手、合欢皮疏肝解郁，活血止痛；白芍、甘草酸甘化阴，缓急止痛；蒲公英清热消炎；海螵蛸制酸止痛。肝阴足，肝火清，肝气疏，则肝不犯胃。药证合拍，故获佳效。

二、足跟痛

钱某，女，46岁，2009年9月22日初诊。右侧足跟痛1年。经服止痛药、中药汤剂及针灸治疗，均未见明显好转，经朋友介绍来赵师门诊求治。诊见：右足跟酸痛，坐卧时痛止，行走、站立时疼痛即作，活动后疼痛减轻，行走时间久后，疼痛加重，平时性情急躁，伴右侧偏头痛，时有胁痛，舌质红苔少，脉弦细。拍X线片示：足跟骨质增生。证属肝肾阴虚，足跟失养。治宜滋补肝肾，舒筋活络。处方：枸杞子30g，北沙参15g，生地黄30g，麦冬15g，当归10g，龟甲15g，川楝子10g，炒白芍30g，炙甘草10g，土鳖虫10g，僵蚕10g，威灵仙10g，鸡血藤30g。6剂，水煎服。

2009年9月29日二诊：药后足跟痛显减，上方加鹿角10g，又服30余剂，足跟痛消失。

按：肝主筋而主疏泄，肾主骨而生髓，肝肾阴虚，足跟失养，则酸痛不已。方中一贯煎养肝阴，疏肝气；鹿角、龟甲补肾精，生髓充骨；白芍、甘草缓急止痛；土鳖虫、僵蚕化痰逐瘀，活血通络；威灵仙、鸡血藤透骨舒筋，擅长治疗骨刺。诸药合用，见效较速，但本病非短期所能治愈，一般须用药月余效果才能巩固。

三、复发性口腔溃疡

王某，女，45岁，2009年10月25日初诊。主诉口腔溃疡反复发作已有10余年，多发于口腔黏膜、舌边等处，劳累、受凉及生气后易加重，平素腰部有酸痛感，口干不欲饮，面色略红，饮食可，夜寐多

跟师体悟

梦，舌质暗红，苔薄黄，脉弦细。证属肝肾阴虚，虚火上炎。治宜滋补肝肾，清热泻火。赵师处以一贯煎加味：生地黄 30g，北沙参 15g，玄参 30g，麦冬 15g，枸杞子 20g，当归 10g，石斛 20g，川楝子 10g，地骨皮 30g，黄柏 6g，蒲公英 30g，7 剂，水煎服。

2009 年 11 月 6 日二诊，药后口腔溃疡较前有所改善，腰酸好转，原方加海桐皮 20g，凤凰衣 10g，蚕茧 10g，7 剂，水煎服。患者以上方加减共服药 30 余剂，痊愈。

按：火之有余，实为水之不足，患者口疮连年不愈，证属阴虚火旺，故赵师采用一贯煎加玄参、石斛益阴治本，地骨皮、黄柏清虚火以治标，赵师认为口腔溃疡实与疮疡同理，故亦常用甘寒解毒而无寒凉之弊的蒲公英解毒消痈，海桐皮、凤凰衣、蚕茧为赵师治疗口腔溃疡的经验用药，全方补中有泻，清而能润，因药证合拍，故多年顽症月余而愈。

四、偏头痛

乔某，女，25 岁．2008 年 6 月 22 日初诊。患者诉自小即易出现偏头痛，每因劳累、生气及经期而易诱发。现左侧太阳穴处跳痛、刺痛较剧，伴眩晕，畏光，面部烘热，胁肋隐痛，两目涩痛，视物时昏，手足心热，口咽干燥，舌红少津，苔薄黄，脉弦细数。证属肝阴亏虚，虚火上炎。治宜滋阴降火，平肝息风，通络止痛。赵师处以一贯煎加味：生地黄 30g，北沙参 15g，麦冬 15g，枸杞子 20g，当归 10g，川楝子 10g，全蝎 4g（研末冲服），蜈蚣 1 条，土鳖虫 10g，蝉蜕 30g，珍珠母 30g（先煎），菊花 15g。7 剂，水煎服。2008 年 7 月 1 日二诊：患者头痛消失，两目仍干涩，舌红苔薄，脉弦细，上方去全蝎、蜈蚣、土鳖虫、蝉蜕，加桑椹 30g，女贞子 15g，石斛 20g，继服 7 剂，诸症基本消失，令服杞菊地黄丸以兹巩固，随访 1 年未再复发。

按：患者体型偏瘦，素体阴虚，继因肝失疏泄，郁而化火，伤及肝阴，导致肝阳肝风上扰清空而致头痛、眩晕。方中一贯煎滋补肝阴以治本，全蝎、蜈蚣、土鳖虫、蝉蜕平肝息风，活血通络止痛，珍珠母、菊花清肝而明目以治标。二诊头痛消失，加桑椹、女贞子、石斛等滋水涵木，肝阴得滋，肝阳得潜，肝风得息，诸症自愈。

五、胁痛

钱某，男，57岁，2008年5月10日初诊。患者诉右胁痛3个月，3个月前无明显诱因出现右胁疼痛连及背部，痛如针刺，服中西药物后，疼痛略有好转，5天前因生气而疼痛加重，遂来赵师门诊求治。诊见患者面黄而暗，右胁刺痛，连及右背部，口燥咽干，两目干涩，大便干硬，小便赤，舌质暗红，苔薄黄而少津，脉弦细数。患者素有乙肝病史5年。诊为胁痛。证属肝肾不足，瘀血阻络。治以滋养肝肾，活血通络。处以一贯煎加减：枸杞子30g，川楝子10g，麦冬30g，生地黄30g，当归20g，北沙参15g，女贞子20g，墨旱莲30g，蒲公英30g，土鳖虫10g，鸡血藤30g，丝瓜络15g。5剂，水煎服。药后疼痛减轻，效不更方，继服20剂，诸症消失。

按： 观其脉证，均为一派阴血不足干燥失润之象，故用枸杞子、麦冬、生地黄、北沙参、女贞子、墨旱莲养阴清热，川楝子疏肝理气，当归、土鳖虫、鸡血藤、丝瓜络活血化瘀通络，蒲公英凉血解毒。肝炎病人以湿热者居多，但此患者燥象明显，湿象反不明显，故以滋阴润燥为主而取效，因此，我们治病不能心存成见，一定要辨证用药。

魏氏一生长于治疗内伤杂病，尤其擅长治疗肝胆疾病，所论肝肾阴虚病机又以肝脏为其论述重点，魏氏曰一贯煎"统治胁痛、吞酸、吐酸、疝瘕、一切肝病"。魏氏指出："肝木为龙，龙之变化莫测，其于病也亦然。明者遇内伤证，但求得其本，则其标可按籍而稽矣，此天地古今未泄之秘，《内经》微露一言，曰'肝为万病之贼'，六字而止，似圣人亦不欲竟其端委，殆以生杀之柄不可操之人耳。余临证数十年，乃始获之，实千虑之一得也。世之君子，其毋忽诸。"王士雄评魏氏这一番告诫之言时说："肺主一身之表，肝主一身之里，五气之感，皆从肺入，七情之病，必由肝起，此余夙论如此。魏氏长于内伤，斯言先获我心。盖龙性难驯，变化莫测，独窥经旨，理自不诬。"张山雷谓之"为涵养肝肾第一良方，血液不充，经脉窒滞，肝胆不驯，而变生诸症者，皆可用之。苟无停痰积饮，此方最有奇功"。赵师对魏氏所论颇为折服，临证善长应用一贯煎治疗杂病，并常对其进行加减，如阴亏较甚者加龟甲、西洋参、女贞子、墨旱莲；口苦而燥者加黄连、玄参；大便秘结加瓜蒌子、莱菔子、生何首乌；虚热多汗加地骨皮、桑叶；痰多加浙贝母、天竹黄；舌红而干加桑椹、女贞子、石斛；腹痛者加白芍、甘草、延胡索、小茴香；胁痛加佛手、合欢皮；胃脘痛加百合、乌药；头痛者加全蝎、蜈蚣、蝉蜕、土鳖虫等。

赵和平老师应用薏苡附子败酱散
验案 3 则

薏苡附子败酱散出自《金匮要略》，由薏苡仁、附子及败酱草组成，具有振奋阳气、消肿排脓之功。临床常用于肠痈脓已成而未溃之病证，即现代医学所说的急性阑尾炎、阑尾周围脓肿、慢性阑尾炎、腹内脓肿等。赵和平老师临床擅用经方，其以薏苡附子败酱散加味治疗带下、劳淋、慢性前列腺炎等疾病，收效显著，现举案如下。

一、带下

王某，女，38 岁，2006 年 3 月 9 日初诊。患者身体素弱，体型微胖，平时畏寒怕冷。患带下病 3 年，曾多次服中西药物治疗，均未见明显好转。诊见患者带下量多色白微黄、质稀，劳累后加重，食欲不振，月经量少、色淡，经期延迟 7 ~ 10 天，伴腰酸痛，小腹坠胀，舌质淡红苔白滑，脉沉细无力。证属脾肾阳虚，寒湿内阻。处以薏苡附子败酱散加味：薏苡仁 30g，附子 10g(先煎)，败酱草 30g，鹿衔草 30g，淫羊藿 20g，苍术 20g。5 剂，水煎服。药后，白带减少，饮食增加，继服 5 剂，诸症消失而痊愈。随访半年未见复发。

按： 带下病是女性的常见病，多发病，其发病主要与肝、脾、肾三脏功能失调有关，尤其以脾虚湿浊下注为最重。《傅青主女科》谓"带下俱是湿证"，可以说是对带下病的高度概括。其湿有湿热与寒湿之别，湿热证赵师常以易黄汤加减治疗，寒湿证赵师每以薏苡附子败酱散加减治疗，多能获效。方中苍术健脾燥湿，加强薏苡仁去湿之力；鹿衔草、淫羊藿协附子温肾助阳，强壮体质；败酱草清热利湿解毒以治标。诸药合用，共奏温补脾肾、燥湿止带之功。腰痛甚者，加杜仲、川续断等以补肝肾、强筋骨；小腹冷痛者，加小茴香、乌药以散寒止痛；白带色黄者，加蒲公英、黄柏以燥湿解毒。薏苡附子败酱散所治之带下证主要表现为：面色黄白，带下清稀如水，时夹黄色，淋漓不断，腰膝酸软无力，畏寒肢冷，舌淡苔白或黄而滑，脉沉细或沉迟。

二、劳淋

马某，女，54岁，2008年11月21日初诊。患慢性尿路感染3年，每因劳累或受凉而加重，7天前因劳累又发，查尿常规：脓细胞+++，隐血+。经静脉输头孢哌酮舒巴坦钠等药未见明显好转。诊见患者尿频、尿急、轻微涩痛，痛苦异常，伴见腰痛畏寒，舌质淡红，苔白微黄，口中和，脉象沉细。诊为劳淋。证属阳气虚寒夹膀胱湿热。治以温阳散寒，清利湿热。处以薏苡附子败酱散化裁：薏苡仁30g，炮附子10g（先煎），败酱草30g，白花蛇舌草30g，白茅根30g，仙鹤草30g，鹿衔草30g。5剂，水煎服。药后，尿路刺激症状大减，继服15剂，诸症消失，尿常规检查正常，嘱服济生肾气丸以兹巩固。

按：尿路感染初期多为热证、实证，采用八正散加减或使用大量抗生素，收效明显，但反复、大量使用，则容易复发，因为清热利湿的中药与抗生素皆属寒凉之品，过用易伤人阳气。若单纯清热利湿解毒，不扶助阳气，则正不胜邪，所以迁延不愈。方中薏苡仁清热利湿，附子扶助阳气，败酱草清热解毒，三药温清并用，恰合阳虚而夹有湿热之证。加入白花蛇舌草可加强薏苡仁、败酱草清热利湿解毒之功，鹿衔草可助附子温肾助阳，白茅根、仙鹤草为小便隐血而设。全方味少而药精，目的明确，针对性较强，故药仅20剂，3年顽疾告愈。应用本方的辨证要点为：下元虚冷，腰酸痛，恶寒，乏力，舌淡，脉沉细，尿检见大量白细胞或伴脓球，辨证属阳虚夹有湿热者。

三、不育、慢性前列腺炎

李某，男，32岁，2008年9月22日初诊。患者婚后5年未育，1年前出现尿频、尿急、尿痛，会阴部发胀，无尿后滴精。在某三甲医院诊断为慢性前列腺炎，曾多次输液、服消炎药未见明显改善。经朋友介绍前来就诊。刻诊：患者面白、体略胖，平时怕冷，现仍时有尿频、尿痛，小便淋沥，腰酸痛，口不渴，大便正常，纳可，夜寐多梦，舌淡苔薄黄腻，脉沉弦。辅助检查：化验精液：死精率35%，精子活动不良率40%，活动欠佳率15%，活动良好率10%，精液白细胞++。诊断：男性不育，慢性前列腺炎。证属肾阳虚衰，夹有湿热。治宜温补肾阳，兼以清利湿热。方用薏苡附子败酱散加减：薏苡仁30g，炮附子6g，败酱草30g，鹿衔草30g，白花蛇舌草30g，淫羊藿15g，枸杞子20g。6剂，水煎服。

2008年9月28日二诊：服药6剂，尿频、尿痛、腰酸痛明显改善，会阴发胀消失，舌淡，苔薄腻，脉沉。上方加菟丝子20g，五味子10g，覆盆子15g，陈皮10g，鹿角胶10g（烊化），龟甲胶10g（烊化）。6剂，水煎服。后以上方去白花蛇舌草，加紫河车3g冲服，共服药2个月余，精液化验已正常，诸症均已消失，嘱常服五子衍宗丸。2009年3月18日患者告知其妻已怀孕。

按： 据面白怕冷，舌淡可知患者为阳虚体质，虽有尿频、尿痛等下焦湿热之象，也不宜单用苦寒清热之品，这也是久用抗生素而效果欠佳之原因所在。初诊处以薏苡附子败酱散加减，方中附子、淫羊藿、鹿衔草温肾助阳，败酱草、白花蛇舌草清热利湿解毒，薏苡仁健脾利湿，枸杞子补肾填精。诸药合用，标本兼顾，前列腺炎症得到迅速控制。二诊时患者湿热已减，肾阳肾精仍不足，故合入五子衍宗丸及龟鹿二仙胶以助先天之本，经过几个月的调理，终于获愈。

临证撷英 |

当归四逆汤的临床应用

当归四逆汤出自《伤寒论》，原文 351 条曰："手足厥寒，脉细欲绝者，当归四逆汤主之。"手足厥寒和脉细欲绝是使用本方的眼目。经方家黄煌教授对当归四逆汤进行了深入研究，并将其灵活运用于临床各科，大大拓展了当归四逆汤的应用范围。我们师其意用于各科杂病，如荨麻疹、雷诺病、痛经及头痛等，取得了较好的效果。

一、荨麻疹

张某，女，15 岁，学生，2021 年 4 月 10 日初诊。

患者诉全身皮肤泛发风团瘙痒 1 年余。患者于 1 年前淋雨后当晚出现全身皮肤起风团，色白，瘙痒难忍，严重时影响睡眠，经口服氯雷他定等抗过敏药治疗症状稍减，但停后则发，又口服中药消风散等治疗未见明显改善。后经朋友介绍由其母亲带来我处就诊。诊见：患者面色青黄，体瘦，皮疹泛发，色白，平时手足冷，易出凉汗，唇淡红，易痛经，经量少，舌质淡红苔白腻，脉沉细无力。患者手有冻疮史。处以当归四逆汤加味：当归 30g，桂枝 20g，肉桂 10g，白芍 30g，细辛 6g，通草 10g，甘草 15g，大枣 30g，荆芥 20g，防风 15g。7 剂，水煎服，日 1 剂。

2021 年 4 月 18 日二诊：患者服药后皮疹减少，瘙痒明显改善，身体较前变暖，此次来月经痛经亦明显减轻，月经量较前增多。上方 7 剂，嘱月经结束后再服药。

2021 年 4 月 28 日三诊：患者诉皮肤皮疹及瘙痒已愈超过 90%，受凉后皮疹偶发，遇暖即可缓解。仍处以当归四逆汤加味：当归15g，桂枝15g，白芍15g，细辛6g，通草10g，甘草10g，大枣20g，荆芥10g，防风10g。7剂，免煎颗粒，每次1袋，每晚1次，饭后口服。

按：荨麻疹是临床常见病、多发病，发时常瘙痒难忍，痛苦异常，因其忽发忽止，中医认为此为风之象，故常采用祛风止痒之法，如荆防败毒散。也有根据"治风先治血，血行风自灭"的理论采用养血祛风的治法，如当归饮子。对于有湿热者，常采用消风散。我们以前治疗荨麻疹基本上都是应用以上思路，效失参半。跟师黄煌老师后，常采用辨体质、辨方证的方法来治疗本病，大大提高了疗效。本患者面色青黄，手足逆冷，属于当归四逆汤体质，患者有冻疮史，也为应用当归四逆汤提供了参考，故采用了当归四逆汤，所加之荆芥、防风是为了加强祛风止痒之功，随着患者体质的改善，痛经也得到了改善，后因患者服药不便，而改用了免煎颗粒，因病情已近尾声，故小其制以巩固。

二、痛经

高某，女，46岁，2016年4月20日初诊。

患者自诉初潮即痛经，随着年龄的增长，痛经程度有增无减，严重时影响工作，痛不欲生，以前曾吃三七粉或乌鸡白凤丸等尚能缓解，近年来，服上药无效，经多方治疗，时好时坏，效果并不理想。患者体型一般，面色黄，有黄褐斑，腹软，平素手足冷，经期小腹及腰部均冷甚，腹诊右少腹有压痛，舌质淡，苔白，脉沉细。处以当归四逆汤合当归芍药散：当归15g，白芍15g，川芎15g，白术15g，茯苓15g，泽泻15g，细辛15g，炙甘草10g，桂枝10g，肉桂10g，大枣10g，通草6g，吴茱萸10g。7剂，免煎颗粒，每次1袋，每天2次口服。患者当天服药4袋，晚上腹痛即止，服完7剂药后，以后数月未再痛经。患者在电话里激动地说："看来这次的药是很对症的！"

按：应用当归四逆汤合当归芍药散治疗痛经学自河南的苏方达老师，见于《经方论剑录2》[1]，文中说："我用此方的指标也很简单：①桂枝体质，桂枝手，冬天手足冰凉；②当归脸，面色黄白或黄暗，有黄褐斑；③盆腔痛，小腹和（或）腰骶部有坠胀酸痛感，有明显压痛，痛经，受寒加重。这张方还可以治疗头痛、乳房刺痛、坐骨神经痛，但要有上述三点基本指标存在。"患者以上3点都具备，故处以当归四逆汤合当归芍药散，患者愈病心切，加大剂量而获速效。后遇数例类似病人，亦采用此法而获效。

三、雷诺病

钱某，女，29岁。2020年7月8日初诊。患者诉双手指、掌苍白、发绀、潮红、疼痛3年余。患者于3年前在东北打工，因当地气候寒冷，受凉后出现双手掌麻木疼痛，遇寒冷刺激则手指皮肤变白，继而发绀潮红，并伴有针刺样疼痛，遇热可逐渐缓解，某三甲医院诊为雷诺病，经口服中西药物及针灸理疗等治疗，时轻时重，未从根本上改善。患者面色黄白，体型中等，精神萎靡，大便可，小便清长，舌质淡胖苔白腻，脉沉细无力。中医诊断：痹证（阳虚寒凝，瘀血痹阻）。西医诊断：雷诺病。治宜温阳散寒，活血通络。处以当归四逆汤合麻黄附子细辛汤：桂枝20g，肉桂10g，赤芍30g，当归30g，通草15g，细辛6g，甘草15g，大枣30g，麻黄8g，附子15g（先煎）。7剂，水煎服，药渣水煎泡手。

2020年7月15日二诊：患者精神状态转佳，双手麻木疼痛感减轻，遇冷仍有变色，患者补诉，小腹常年冷，月经期尤甚。继用上方加吴茱萸10g，生姜15g，煎药时加白酒100mL，7剂。

2020年7月23日三诊：双手麻木感明显改善，已无疼痛，近期亦未出现变色，患者感觉上方比较苦，舌质淡红，苔白，脉沉。上方去麻黄、附子、吴茱萸，15剂，5/2服法。后随访患者病情较稳定。

按： 雷诺病是由于寒冷或情绪激动引起发作性的手指（足趾）苍白、发绀然后变为潮红的一组综合征，属中医痹证、脉痹范畴。《伤寒论》351条："手足厥寒，脉细欲绝者，当归四逆汤主之。"352条："若其人内有久寒者，宜当归四逆加吴茱萸生姜汤。"本患者面色黄白，手足逆冷，素体阳气不足，又感受外寒，内外交困而发此病，故可采用当归四逆汤温阳散寒，活血通脉，患者精神萎靡，脉沉细无力，属于少阴病，故合用了麻黄附子细辛汤。二诊时患者诉小腹冷，月经期尤甚，此当为"内有久寒"，故加入了吴茱萸、生姜，以加强散寒之力，煎药时加酒可提高疗效。

四、头痛

徐某，女，13岁，2020年8月10日初诊。患者头顶痛1年余，每于学习紧张或受凉后疼痛发作或加重，体型偏瘦，面黄少泽，怕冷，手足凉，口中和，易痛经，食欲二便可，舌淡红苔白腻，脉沉细无力。证属血虚寒凝，头失温养。处以当归四逆汤：当归20g，桂枝20g，白芍20g，甘草10g，大枣30g，细辛6g，通草10g。5剂，免煎颗粒，每次1袋，每天2次饭后服。

2020年8月16日二诊：药后患者头痛明显改善，诉头顶有冒凉气的感觉，手足较前转温，继用上方15剂，5/2服法。

2020年9月15日三诊：患者头顶未再疼痛，手足温度正常，已无怕冷感，上方5剂，每日1袋，早饭后服，以兹巩固。

按：当归四逆汤出自《伤寒论》351条，原文曰："手足厥寒，脉细欲绝者，当归四逆汤主之。"手足厥寒和脉细欲绝是使用本方的眼目。本方是经典的厥阴病方，传统的温经散寒方，具有治厥寒、疗挛痛的功效。经方家黄煌教授对当归四逆汤进行了深入研究，黄老师认为，适合吃当归四逆汤的人群特征为："面色青紫或暗红或苍白，无光泽，四肢冰冷，以手足末端为甚，多伴有麻木、冷痛、暗红甚至青紫，压之发白，遇冷更甚，甚至甲色、唇色、面色、耳郭较苍白或乌紫，有冻疮或冻疮史……"（《黄煌经方使用手册》）黄老师认为："本方证的手足冷，以指尖为甚，虽夏天亦阴冷异常，四肢逆冷，故方名'四逆'。脉细为血管收缩的缘故，并非心脏机能衰弱，故全身情况比较好。疼痛是必见症状，大多遇冷更剧[2]。"本案患者头顶痛，头顶为厥阴肝经所主。患者面黄不泽，且畏寒，手足冷，脉沉细无力，当为当归四逆汤方证，故处以当归四逆汤原方，果真获效。

我们抓住当归四逆汤的主证及方人特点，用于治疗荨麻疹、雷诺病、痛经及头痛等多种疾病取得了较为满意的效果。

参考文献

[1] 张薛光.经方论剑录 2 经方医学论坛临床经验交流精华 [M].北京：人民军医出版社，2014:127.

[2] 黄煌.中医十大类方 [M].3 版.南京：江苏科学技术出版社，2012:24.

临证撷英

黄芩汤的临床应用

黄芩汤出自《伤寒论》，原文曰："太阳与少阳合病，自下利者，与黄芩汤；若呕者，黄芩加半夏生姜汤主之。"因本段条文论述比较简单，只有自下利一症，故本方的应用受到了一定的限制。经方家黄煌教授对黄芩汤进行了深入研究，并将其灵活运用于临床各科，大大拓展了黄芩汤的应用范围。我们跟师学习后，亦常师其意用于各科杂病，取得了较好的效果。

一、不孕症

刘某，女，33 岁，2018 年 5 月 12 日初诊。患者诉备孕 3 年未果，实验室检查未见异常。末次月经 2018 年 4 月 20 日。平时月经量少，面部有少量痤疮，有一次胚胎发育不良史。患者肤白体瘦，眼睑充血，唇红，口干、口苦，易怒，测脐温 38.8℃，口温 38℃，额温 37.2℃，舌质红，苔白，脉弦数。诊为不孕，证属内有郁热，治以清解郁热。处以黄芩汤：黄芩 15g，白芍 20g，甘草 10g，大枣 15g。5 剂，免煎颗粒，每次 1 袋，每天 2 次，饭后服。

2018 年 5 月 17 日二诊：口干、口苦好转，未再发怒，脐温 37.8℃，口温 37.5℃，额温 37℃，舌质红苔薄，脉弦。上方 10 剂，5/2 服法。

2019 年 7 月 10 日患者因腰痛而来就诊，诉上次药服完后查尿 HCG，已怀孕，故未再就诊，并足月顺产一女婴。

按：患者肤白体瘦，唇红，眼睑充血，属于有内热体质，测量不同部位的温度，学自恩师黄煌教授，脐温 38.8℃是小腹中有内热的指征，提示下焦可能有炎症的存在，温度过高则不适合胚胎的生长发育，故患者曾出现过胚胎发育不良的病史。二诊时患者各部位的温度均有下降，证明患者体内的热邪已得到了部分的清解，同时患者的诸多不适症状也得到了改善，为受精卵的着床发育创造了有利的条件。实践证明，黄芩汤对内热重，脐温高的女性不孕患者有一定效果。有研究表明生殖系统炎症是导致不孕的一个重要因素[1]，而黄芩汤具有良好的抗炎以及免疫调节作用[2]。

二、蛋白尿、血尿

李某，男，14岁，2019年5月11日初诊。患者母亲诉，发现其子尿蛋白、尿潜血及血尿酸升高1年。患儿于1年前因摔跤后体检发现有尿蛋白、尿潜血及血尿酸升高，经中西医多方治疗效果不佳。刻诊：患儿体瘦肤黄，唇红，眼睑充血，大便日2次，略稀，腹肌紧张无压痛，舌质红，苔薄少，脉沉。2019年5月11日实验室检查：尿蛋白 ++，潜血 ++，红细胞110.5个/HP，血尿酸573μmol/L。处以黄芩汤加味：黄芩12g，白芍20g，生甘草10g，大枣20g，生地黄30g，阿胶6g，百合30g。7剂，免煎颗粒，每次1袋，每天2次饭后服。

2019年5月18日二诊：患儿母亲诉感觉患儿精神状态好转，眼睛较以前有神，实验室检查：尿蛋白 –，潜血 +–，红细胞16.5个/HP。继用上方7剂。

2019年5月26日三诊：查尿蛋白 –，潜血 +–，血尿酸496μmol/L，眼睑较前变淡，舌质红苔薄，脉沉，上方7剂。

2020年5月3日偶遇患儿母亲，诉患儿目前状况良好，潜血已转阴。

按：黄芩汤是黄煌老师最喜欢应用的处方之一，本人跟师时常见其应用本方治疗痛经、口腔溃疡等多种疾病。黄师认为应用黄芩汤最重要的是要看患者的黏膜，黏膜一定是处于一种充血的状态，如唇红（黄芩唇）、眼睑充血、舌红等，本患儿的黏膜状态符合应用黄芩汤的指征，故毫不犹豫地选择了黄芩汤。地黄与阿胶是经典的止血药，患儿尿中有潜血，故用之。百合的有效成分是秋水仙碱，可以降低血尿酸，故加之。患儿素体较弱，有哮喘病史多年，医者谓其体虚，令其常服玉屏风颗粒及紫河车粉，去年体检发现蛋白尿、血尿后，亦未间断。患儿的尿蛋白、尿潜血及血尿酸的升高是否与此有关，不得而知，但患儿内热如此之重还滥服补药肯定是有问题的。

三、热痹

李某，男，36 岁，2019 年 7 月 12 日初诊。患者双膝关节痛 1 年余，曾接受针灸治疗以及口服中西药物，疼痛时轻时重，近一个月来疼痛加重，行走困难，经朋友介绍前来就诊。患者双膝关节红肿热痛，行走下蹲困难，患者体瘦，肤白唇红，口干、口苦，眼睑充血，有痔疮，舌质红苔薄黄，脉沉滑。实验室检查：抗链球菌溶血素 O（ASO）320IU/mL，CRP49mg/L，ESR135mm/h。诊为热痹，处以黄芩汤加味：黄芩 15g，白芍 40g，生甘草 10g，大枣 20g，黄柏 10g。7 剂，水煎服，日 1 剂，分 3 次饭后服。

2019 年 7 月 19 日二诊：药后关节肿痛明显减轻，唇舌眼睑红色稍减，脉沉滑。上方继服 10 剂，5/2 服法。

2019 年 8 月 5 日三诊：患者双膝关节肿痛基本消失，走路时关节仍稍有不利，舌质微红苔薄，脉沉。处以黄芩汤加味：黄芩 10g，白芍 20g，生甘草 10g，大枣 20g，石斛 15g。10 剂，5/2 服法。

按：患者肤白唇红，眼睑充血，舌红，均为黄芩人的特征，关节红肿热痛为体内有热之象，故用黄芩清其热，白芍、甘草可缓急止痛，大枣可以健脾护胃，黄柏长于清下焦之湿热，二妙散、四妙散均用之。用黄芩汤加黄柏治疗热痹是黄煌老师的经验，用于临床多能获效。

四、痛经

华某，女，22 岁，2019 年 11 月 2 日初诊。患者行经腹痛 5 年余，每次来月经均要吃止痛药。刻诊：体型偏瘦，唇红，眼睑充血，头面部油脂分泌旺盛，面部有散在痤疮，色红，每次来月经第一二天腹痛，有血块，经量较多，色鲜红，末次月经 10 月 7 日，舌质红，苔薄，脉沉滑。诊为痛经，证属郁热痛经，治宜清热缓急，处以黄芩汤：黄芩 10g，白芍 30g，甘草 10g，大枣 20g。7 剂，免煎颗粒，每日 1 剂，分两次饭后服。

2019 年 11 月 9 日二诊：本次月经 11 月 5 日，痛经明显好转，痤疮减少，上方 10 剂，5/2 服法。半年后随访得知痛经未发。

按：患者唇舌红，眼睑红，经色红，头面油多伴有痤疮均提示患者体内有郁热，故辨为郁热痛经。方中黄芩有良好的清热作用，芍药甘草汤可缓急止痛，大枣味甘，亦有缓急止痛之效。临床体会，黄芩汤对热性痛经有较好的效果。

小结：黄芩汤由黄芩、芍药、甘草和大枣四味药组成，仲景以黄芩而名方，说明黄芩是方中的主药。黄煌老师认为，黄芩的药证为"主治烦热而出血者，兼治热利、热痞、热痹等[3]"。其核心还是一个"热"字。黄煌老师总结适合吃黄芩汤的人大多具有以下特征：肤白唇红（黄芩唇）、眼睑充血或肛门灼热等。以上几位患者都具备以上特征，故均采用了黄芩汤。对于此类患者我们常采用老师的方法测不同部位的温度，如果脐温高于口温和额温，说明体内有热，也是选用黄芩汤类方剂的重要参考。不孕症、痛经案仅采用原方而获效，蛋白尿、血尿案因小便有潜血而加用了止血药生地黄、阿胶，因血尿酸高而加入了百合，热痹案因关节红肿热痛而加入了善清下焦湿热的黄柏，以加强疗效。本方药味简单，一般来说宜加不宜减。

参考文献

[1] 张翠莲，张菊新，高航云.1236 对不孕夫妇病因探讨 [J]. 实用妇产科杂志，2003，19(6):366–368.

[2] 杨巧芳，孟庆刚.黄芩抗炎作用的药理研究述评 [J]. 中华中医药学刊，2008，26(7):1443–1445.

[3] 黄煌.张仲景 50 味药证 [M]. 北京：人民卫生出版社，2020:219.

温经汤的临床应用

温经汤出自《金匮要略·妇人杂病》，原方曰："妇人年五十所，病下利数十日不止，暮即发热，少腹里急，腹满，手掌烦热，唇口干燥，何也？师曰：此病属带下。何以故？曾经半产，瘀血在少腹不去。何以知之？其证唇口干燥，故知之。当以温经汤主之。"本方具有温经散寒、养血祛瘀之功，历来多用于治疗妇科疾病。我们常应用温经汤治疗各科杂病，取得了较好的效果，现简介如下。

一、失眠

陈某，女，38 岁，2018 年 7 月 11 日初诊。患者半年前流产后出现睡眠障碍。刻诊：入睡困难，多梦易醒，醒后常难以再入睡，每晚睡眠时间约为二三个小时。患者肤黄体瘦，面色少华，皮肤干燥，口唇干燥脱皮，头晕乏力，畏寒怕冷，手足时有烦热，冬天手足龟裂，稍有烦躁，食欲可，大便偏稀，日 1～2 次，月经量少，色暗，时有血块，小腹时有冷痛，喜温喜按，舌质淡暗、苔薄白，脉沉细。诊为不寐，证属气血亏虚，治宜益气养血活血。处以温经汤加减：吴茱萸 5g，当归 10g，川芎 10g，白芍 10g，党参 10g，桂枝 10g，阿胶 6g，生姜 10g，牡丹皮 10g，甘草 10g，半夏 10g，麦冬 15g。7 剂，免煎颗粒，每次 1 袋，每天 2 次，开水冲服。

2018 年 7 月 16 日二诊：为加强疗效，患者每天吃了 3 袋，药后入睡较前容易，梦减少，手足发凉减轻，乏力好转，未再头晕，烦躁减轻。上方继服 14 剂。

2018 年 8 月 2 日三诊：睡眠明显改善，每晚睡眠 6 小时左右，精神状态可，无明显疲劳感，经量较前已明显增多，手足转温。为巩固疗效，守上方继服 10 剂，5/2 服法。

3 个月后随访，患者诉睡眠已恢复正常，无其他明显不适。

按： 本案患者肤黄体瘦，形气俱不足，"唇口干燥，手掌烦热"是使用温经汤的独证，虽然患者以失眠为主诉，但我们治疗的着眼点在于患者的体质状态，而非失眠症状，随着患者体质状况的好转，患者的睡眠也得到了明显改善，这就是治病求本的结果吧。

二、痹证（腰腿痛）

陈某，女，72 岁，2018 年 6 月 20 日初诊。患者诉腰腿痛 5 年，双下肢肌肉痉挛，腿冷，视之局部有毛细血管扩张，且皮肤干燥，手足龟裂，面色黄体瘦，气短乏力，易出冷汗，食欲差，舌质淡，苔薄白，脉沉细。处以温经汤：川芎 10g，牡丹皮 10g，桂枝 10g，吴茱萸 6g，白芍 30g，党参 10g，麦冬 10g，生姜 10g，姜半夏 10g，甘草 10g，当归 10g，阿胶 6g。7 剂，免煎颗粒，每次 1 袋，每天 2 次，开水冲服。

2018 年 7 月 1 日二诊：患者体力好转，腰腿痛减轻，双下肢肌肉痉挛亦明显改善。上方 21 剂。

2018 年 11 月 6 日三诊：患者诉服上药后腰腿未痛，小腿肌肉未再痉挛，饮食较前好转，能念半天经而不累，这是以前所不能的。此次要去华山赴会，要求开温经汤 20 剂。处方：川芎 10g，牡丹皮 10g，桂枝 10g，吴茱萸 6g，白芍 15g，党参 10g，麦冬 10g，生姜 10g，姜半夏 10g，甘草 10g，当归 10g，阿胶 10g。20 剂，免煎颗粒，每次 1 袋，每天 2 次，口服。

后来见到患者女儿，问及其母情况，说现在一切良好，已无明显不适。

按： 患者体瘦面色黄，手足干燥龟裂，是黄煌老师所说的典型的温经汤体质，故采用了温经汤，因其腿肌肉痉挛而重用了白芍。受黄老师应用原方思想的影响，而未进行加减，从改善体质入手，果然取得了疗效。

三、闭经

王某，女，25岁，2019年10月27日初诊。患者诉月经稀发3年，末次月经4月6日，月经量少，来时轻微腹胀，有痔疮，时有痒痛，阴道痒。患者体瘦脸方，唇口干燥，舌质微红，苔稍腻微黄，脉沉。处以八味活血汤加味：枳壳15g，白芍15g，柴胡15g，甘草5g，当归15g，川芎15g，桃仁10g，红花10g，黄芩10g，败酱草30g。7剂，水煎服，日1剂。

2019年11月13日二诊：月经未至，带下微褐色，无不适感，大便日1次，舌质微红，苔薄，脉沉。彩超示：子宫内膜偏薄，双侧卵巢符合多囊样声像改变。处以温经汤加减：吴茱萸5g，当归10g，川芎10g，白芍10g，党参15g，桂枝10g，生姜10g，牡丹皮10g，甘草10g，半夏10g，麦冬20g，菟丝子15g，熟地黄15g。7剂，水煎服，日1剂。

2019年11月21日三诊：月经未至，舌质淡红，苔白，脉沉。上方去菟丝子、熟地黄，加阿胶8g、麻黄5g，7剂，免煎颗粒，每次1袋，每天2次，饭后冲服。

2019年12月3日四诊：月经已于11月25日至，量少，5天净，继用上方15剂，5/2服法。

2019年12月30日五诊：月经至，量可。嘱患者每周服上方2剂，长服。

2020年6月10日随访，患者月经基本正常，嘱停药观察。

按：多囊卵巢综合征的患者临床较为常见，多表现为月经稀发或闭经，治疗起来有一定困难。初诊时先入为主，以为患者月经稀发与瘀血有关，故处以黄煌老师的经验方八味活血汤，但未见效。二诊时据其体瘦，唇口干燥诊为温经汤证，但服温经汤（因阿胶价格太高而用菟丝子、熟地黄代替）7剂，亦无变化。根据黄煌老师的经验，三诊时采用了麻黄温经汤，并用了阿胶以养血。服至第5剂时月经至，但量较少，麻黄温经汤断断续续服用达半年之久，月经基本恢复正常。

四、干燥综合征

黄某，女，54岁，2019年5月21日初诊。主诉：口干、眼干1年余，经某三甲医院诊为干燥综合征，经中西药物治疗未见明显改善。患者肤白体瘦，身高160cm，体重45kg，冬天手足龟裂，手足易冷，冬天尤甚，指甲易起毛刺，平时皮肤干燥，无汗，晨起口苦口干，欲热饮，饮亦不多，食欲可，大便2天1次，先干后溏，眼周色斑，眼睑稍有充血。腹无压痛，舌质微红，苔薄腻，脉沉细。月经周期提前3～5天，经量少。实验室检查：2019年5月6日查anti-CCP72.9AU/mL，抗SS-A52K抗体（SS-52K）+，抗SS-A60K抗体（SS-60K）+。2005年因胆结石行胆囊切除术。诊断：干燥综合征。处以温经汤加减：吴茱萸5g，当归10g，川芎10g，白芍10g，党参10g，桂枝10g，阿胶8g（烊化），生姜6g，牡丹皮10g，甘草10g，天花粉15g，麦冬30g。7剂，水煎服，日1剂。

2019年6月6日二诊：患者口干、眼干、睡眠均好转。上方改天花粉20g，7剂，水煎服，日1剂。

2019年6月13日三诊：患者口干、眼干明显改善，睡眠好，大便通畅，日1次，舌质淡红苔白，脉沉。上方改天花粉为15g，麦冬15g，7剂，免煎颗粒，每次1袋，每天2次，开水冲服。

以温经汤加减共服药近百剂，患者口干、眼干、皮肤干燥诸症均消失。

按：干燥综合征是一种弥漫性结缔组织病，主要影响外分泌腺，如泪腺和唾液腺，以口腔干燥症和干燥性角结膜炎为主要临床表现，病情发展可累及多个器官、系统。临床多采用滋阴润燥的治疗方法，但效果并不理想。患者肤白体瘦，冬天手足龟裂，指甲易起毛刺，皮肤干燥属于黄煌老师所说的"温经汤体质"，故采用了温经汤加味，并按小柴胡汤方后的加减法，渴者去半夏加了天花粉，经过近百日的治疗，诸症终于缓解，此例也再次证明了辨方证、辨体质的重要性，切不可仅仅见症治症。

恩师黄煌老师把温经汤人比喻为"干玫瑰"，其特征性表现为：形体中等或消瘦，皮肤干枯黄暗，缺乏光泽；口唇干燥干瘪，色暗淡，不红润，不饱满，开裂，脱皮；手掌、脚掌干燥，容易裂口或有毛刺；月经稀发或闭经，或不规则阴道出血，月经量少居多，色淡或黑色，或难以怀孕，或易于流产；腹部柔软，小腹部可有轻度抵抗及压痛；大多有产后大出血、过度生育或流产、或有长期腹泻或久病、或营养不良等既往史。（《黄煌经方使用手册》）我们体会，温经汤人主要表现为"干枯"的症状，实为气血阴阳均不足的一种状态。临床采用温经汤治疗多种以"干枯"为特征的疾病均取得了较好的效果。

类风湿关节炎辨治心得

类风湿关节炎（RA）是以关节病变为主的自身免疫性、慢性全身性风湿病。主要病理为滑膜炎。属中医学痹证范畴。目前西医治疗类风湿关节炎多采用"一线药"加"二线药"，但副作用较大。而中医药对本病的治疗具有一定的优势。我们从事本病的临床研究多年，粗浅体会介绍如下。

一、病因病机

类风湿关节炎病因病机虽然较为复杂，但概括起来不外虚实两端。《灵枢·百病始生》曰："风雨寒热，不得虚，邪不能独伤人。"本病的虚，主要指肾精亏损，元阴元阳的不足。现代医学研究认为，类风湿关节炎发病有一定遗传倾向，发病有家族聚集性，类风湿关节炎与组织相容性抗原 HLA-DR4 有相关性，说明先天禀赋的缺陷是导致类风湿关节炎的重要原因。邪主要是指外感之风寒湿热，内生之痰浊瘀血等病邪。本病属于本虚标实。

二、辨证施治

（一）湿热痹阻证

多见于类风湿关节炎急性活动期，症见关节或肌肉局部红肿，疼痛，重着，触之觉热，晨僵，口渴不欲饮，溲赤，或发热，舌红，苔黄腻，脉滑数或濡数。治宜清热解毒利湿治其标，方用四五解毒汤（苍术、黄柏、牛膝、生薏苡仁、金银花、紫花地丁、天葵子、野菊花、白芍、甘草、马钱子、全蝎）加减。待关节肿痛等症状减轻后，再加入补肾填精之品以治其本。

（二）寒湿痹阻证

症见肢体关节冷痛，重着，痛有定处，日轻夜剧，遇冷痛增，得热痛减，舌质淡胖，苔白腻，脉弦紧或弦缓。治宜温经散寒，祛湿通络。方用二仙蠲痹汤（仙茅、淫羊藿、杜仲、狗脊、制附子、桂枝、羌活、独活、防风、当归、鸡血藤、络石藤、川芎、砂仁、白豆蔻）加减。

（三）寒热错杂证

症见肢体关节疼痛，肿胀，局部触之发热，但自觉畏寒，或局部触之不热，而自觉发热，全身热象不显，关节屈伸不利，舌苔白或黄，或黄白兼见，脉弦数。治宜温经散寒，祛风清热除湿。方以加味桂枝芍药知母汤（麻黄、桂枝、防风、知母、白芍、白术、防风、附子、甘草、生姜、马钱子、全蝎）加减。

（四）肾虚痰瘀痹阻证

多见于类风湿关节炎的中晚期，症见肢体关节疼痛不移，关节肿大，甚则强直畸形，难以屈伸，腰膝酸软，舌质暗淡，苔白腻，脉细弱或细涩。治宜补肾化痰，活血通络。常用补肾通络汤（鹿茸、狗脊、杜仲、生地黄、鳖甲、全蝎、胆南星、穿山甲、威灵仙、鸡血藤、炙马钱子、白术）为主，随证加减。

三、典型病例

李某，女，45 岁。1998 年 8 月 12 日初诊。患者 3 年前因淋雨而出现双手近端指间关节、掌指关节、双腕关节肿胀疼痛，伴晨僵。化验 RF 阳性，当地医院诊为类风湿关节炎，曾口服非甾体类药及中药煎剂，效差。诊见：双手近端指间关节、掌指关节、双腕、膝、踝关节肿胀疼痛，触之灼热，晨僵约 4 小时，口渴不欲饮，饮食尚可，溲赤，舌质暗红，苔黄腻，脉滑数。查体：双手握力：左手 50mmHg，右手 40mmHg，左手第 3、4，右手第 2、3 近端指间关节呈梭形肿胀，双腕关节明显肿胀，屈伸活动受限。实验室检查：RF658U/L，CRP90mg/L，

跟名师 做临床
——医林优俪三十年临证集粹

ESR95mm/h。西医诊断：类风湿关节炎。中医辨证为湿热痹阻证。治以清热解毒祛湿，活血通络定痛。处方：四五解毒汤加减：苍术 20g，黄柏 15g，川牛膝 15g，生薏苡仁 60g，金银花 60g，紫花地丁 30g，天葵子 30g，生地黄 30g，白芍 30g，赤芍 15g，甘草 6g，制马钱子粉 0.4g(分 2 次冲服)，全蝎 2g(研末，分 2 次冲服)。每日 1 剂，水煎，分 2 次温服，7 剂。8 月 20 日二诊：药后关节疼痛明显减轻，肿胀亦减轻，仍有晨僵，持续 1～2 小时，小便黄，纳食睡眠可，舌质红，苔黄腻，脉滑数。继用上方加徐长卿 15g，7 剂。以上方加减治疗 2 个月后诸症基本消失，仅在劳累后略有不适，舌质微红，苔薄白，脉缓滑。实验室检查：RF220U/L，CRP5mg/L，ESR8mm/h。予补肾通络丸（我科自制药）2 个月调理善后，随访 1 年，未见复发。

四、常用对药举隅

我们在临床治疗类风湿关节炎时，强调在符合中医辨证论治的前提下，选用一些经现代药理研究证实对类风湿关节炎具有针对性治疗作用或经多年临床体会确有疗效的对药加入辨证方中，这样可以明显提高疗效。下面简要介绍一下我们常用的几组对药。

1.马钱子配全蝎 马钱子味苦，性温，有大毒，入肝、胃经，功能通经络，散结止痛。《医学衷中参西录》载"其毒甚烈……开通经络，透达关节之力实远胜于他药也"。全蝎味辛甘，性平，有小毒，入肝经，功能为息风止痉，解毒散结，通络止痛。朱良春老中医认为全蝎"并擅窜筋透骨，对于风湿痹痛，久治不愈者，更有佳效"。现代研究表明，马钱子具有明显抗炎及抑制免疫反应作用。马钱子的炮制至关重要，我们常采用张锡纯制法：将马钱子先去净毛，水煮两三沸而捞出，用刀将外皮皆刮净，浸热汤中，日暮各换汤一次，浸足三昼夜，取出，再用香油煎至纯黑色，擘开视其中心微有黄意，火候即到。用温水洗数次，以油气净尽为度。(《医学衷中参西录》) 马钱子服用量大后易引起头晕，舌麻，牙关发紧，甚则抽搐等，而全蝎具有息风止痉作用，恰好能消除以上症状，两药配伍，相反相成，不仅增强了马钱子的止痛作用，而且在一定程度上也制约了马钱子的毒副作用。制马钱子粉我们常用量为每日 0.3～0.9g，全蝎每日 2～3g（研末服）。也可把马钱子和全蝎按 1∶3 的比例装胶囊口服，从小量服起，逐渐加量。

2.雷公藤配鸡血藤 雷公藤味辛、苦，性温，有大毒，入肝、肾经，具有通行十二经络之力。功能清热解毒，祛风除湿，舒筋活血，通络止痛；鸡血藤味苦、甘，性温，入心脾经，功能养血活血，舒筋活络。《现代实用中药》载"（鸡血藤）为强壮性之补血药，适用于贫血性之神经麻痹症，如肢体及腰背酸痛，麻木不仁等。又用于妇女月经不调，月经闭止等，有活血镇痛之效"。现代药理研究证实，雷公藤含有 70 多种成分，具有 10 多种药理作用，尤其是具有较显著的抗炎作用，且其大多数成分具有免疫抑制作用，少数呈免疫调节作用，恰好是对类风湿关节炎发病机制中的主要环节发挥作用。雷公藤副作用较多，其中对生殖系统的影响在一定程度上限制了本药的应用。育龄女性服药 2～3 个月后可出现月经紊乱，主要为月经量减少，服药时间长者闭经发生率 30%～50%。为了减少以上副作用，我们常采用以下措施：①雷公藤常用 6～10g，配用鸡血藤 30g，鸡血藤具有调经作用（雷公藤能使部分病人出现白细胞减少，而鸡血藤能升高白细胞），有时也配用四物汤；②假如病人出现了较为严重的月经紊乱，则先停用雷公藤，改用马钱子配全蝎药组，等月经调理正常后再用雷公藤。

3.白芍配甘草 白芍味苦酸微寒，入肝、脾经，有补血敛阴，柔肝止痛之功，为治疗诸痛之要药。甘草味甘性平，入脾胃经，功擅补中实脾，益气生津，缓急止痛，《神农本草经》载其能"坚筋骨，解毒"，《名医别录》载其能"通经脉，利血气"。现代药理研究证明白芍的有效成分含有芍药苷、羟基芍药苷、芍药酯苷等，含皂苷 20 多个，其中抗炎的有 14 个，免疫的有 11 个，免疫调节有 9 个。白芍的有效成分白芍总苷对免疫功能有双向调节作用。甘草有糖皮质激素样作用、解痉、增强非特异性免疫、增强特异性免疫功能、抗过敏等作用。白芍配甘草，酸甘化阴，缓急止痛，清热解毒。可用于类风湿关节炎的各个阶段。常用量为白芍 30～60g，甘草 10～15g。

4. 徐长卿配合欢皮 徐长卿辛温，入心、肝、胃经，功能止痛、祛风、止痒。有较强的理气止痛作用，常用于治疗风湿痹痛、胃脘胀痛等。合欢皮甘平，入心、肝经，功擅解郁和血，宁心安神，消肿止痛。常用于失眠、痈肿、筋骨折伤等。我们体会徐长卿长于理气镇痛，而合欢皮擅长活血定痛，两药相配，气血并调，用于痹痛常获佳效。

5. 鹿茸配鳖甲 鹿茸甘咸，热，入肝、肾经，具有补肾阳，益精血，强筋骨的作用。鳖甲咸平，入肝肾经，善于滋阴清热，平肝息风，软坚散结。鹿乃纯阳之物，鹿茸为督脉所发，故善温壮肾督，我们在临床实践中体会到它有很强的镇痛作用。鳖乃至阴之物，善于养元阴而清虚热，单用即有止痛作用。如《补缺肘后方》即单用本品治疗腰痛不可以俯仰。鹿茸与鳖甲均为血肉有情之品，两者相配，阴阳并调，适用于类风湿关节炎的恢复期，根据阴阳虚损程度调整两者比例，我们常把两者等量研末，每服 2g，每日 2 次。

6. 淫羊藿配生地黄 淫羊藿味辛甘，性温，入肝、肾经，功擅补肾壮阳，祛风除湿。生地黄味甘性凉，入心、肝、肾经，功能清热凉血，养阴生津。现代药理研究证明，淫羊藿有抗炎作用，能显著减轻大鼠蛋清性关节炎的关节肿胀。生地黄水剂或酒浸剂对大鼠关节炎有抑制作用，可拮抗外源性激素对垂体——肾上腺皮质的抑制，又能延缓肝脏对皮质激素的代谢，使血中皮质激素水平升高。这样既可保持皮质激素的一些生理效应，又可对抗其某些副作用。如果病人出现腹泻，经验告诉我们加入骨碎补 10g 即可缓解。淫羊藿配生地黄，阴中求阳，阳中求阴，对调节免疫功能和防治激素停用后的反跳现象均有佳效。生地黄常用量为 30 ～ 90g，淫羊藿 15 ～ 30g。

骨关节炎辨治心得

骨关节炎亦称骨质增生症，中医称之为骨痹，以关节疼痛、肿胀及活动受限等为主要症状，是一种严重危害中老年人健康的常见病、多发病。据临床观察，本病有年轻化趋势。我们从事本病研究多年，积累了一些经验，现将我们对该病的粗浅体会介绍如下。

一、补益肝肾、强筋壮骨是取效的基础

《素问·阴阳应象大论》中说："年四十，而阴气自半也。"阴气自半，实际上指的就是肾气的亏虚，肾精的不足。肾主骨生髓，肾气盛肾精足则机体骨骼强健。肾主骨，骨出了问题，我们必然要到肾这里寻求解决的方法。临床上有的骨折患者，骨折久不愈合，采用补肾的中药即可取效。对于骨关节炎的问题也一样，其骨质之所以增生，究其原因还是肾气的不足，肾的封藏功能减退。所以我们常采用鹿角、鹿衔草、龟甲、熟地黄、骨碎补、补骨脂、杜仲等补肾壮骨之品阴阳并补治疗本病，肾气充足，封藏得力，则增生即可减缓或停止。

肝主筋而为藏血之脏，肌腱属筋的范畴，当为肝所主，肝血充足则筋脉强劲，束骨而利关节。静则可以保护诸骨，充养骨髓；动则可以约束诸骨，免致关节损伤。骨关节炎是一个缓慢的过程，为何多年不痛，而突然出现疼痛，实与肝血亏虚，筋失所养，筋脉拘挛有关，观膝骨关节炎的患者，不动不痛，行走则痛，关节僵硬，屈伸不利可知是筋出了问题。筋之功能靠血之濡养，肝血充足，筋脉自不拘挛。养肝血，我们常采用白芍、当归、炒酸枣仁、木瓜等。当然，肝血不足与肾精亏虚亦

跟名师 做临床——医林优儒三十年临证集粹

有密切联系，因肝肾同源，水能涵木，故治疗起来往往肝肾同治。此外，我们也常采用鹿筋、猪蹄筋等以筋补筋，或食疗，或加入汤剂中，均有良效。我们认为，肾气充足，肝血旺盛，筋骨得养是治疗本病取得巩固疗效的基础，否则，只服消炎止痛药或只进行局部外治，只能扬汤止沸，停止治疗后，必然很快复发。

二、化痰逐瘀，虫蚁搜剔是取效的关键

骨关节炎是一个本虚标实的疾病，本虚责之肝肾亏虚，精血不足，标实包括外感之风、寒、湿、热及内生之痰浊、瘀血诸邪。患者常因受凉、受潮、劳累等因素而加重。久痹不已，诸邪客于经络骨节，痹阻气血，津液不得随经运行，则"血停为瘀，湿凝为痰"。痰、瘀均为有形之邪，痰瘀互结，深入骨骱，则易致关节肿大变形，僵硬不利，活动障碍，致使病情反复，缠绵难愈。故我们常从化痰逐瘀入手以治标。化痰常采用天南星、半夏、山慈菇、皂角刺等；逐瘀多采用大血藤、鸡血藤、三七、乳香、没药等。对于顽固难愈者，可配用猪蹄甲、蜂房、全蝎、蜈蚣、穿山甲、白花蛇等虫蚁搜剔之品。临床体会，虫蚁搜剔之品，其穿透筋骨，消肿止痛之力确非草木之品所能及，对于痹证日久，尤其是关节变形者，非虫蚁之品难以取效。充分发挥虫类治痹的优势，是治疗本病取效的关键。

基于以上观点我们研制出补肾通络丸（由鹿茸、淫羊藿、炙川乌、生地黄、鳖甲、全蝎、胆南星、穿山甲、威灵仙、鸡血藤、炙马钱子、白术等组成），临床应用十几年，治疗本病取得了较好的疗效。

三、多法共施，内外合治是取效的捷径

口服中药补益肝肾，强筋壮骨，化痰逐瘀，活血通络治疗本病可以说是从根本上治疗，其优势是效果持久，但日久病深，仅用中药取效较缓。外治法虽药效短暂，但直接作用于局部，具有取效迅速的优势，内外合治则可优势互补。我们治疗本病在应用口服中药的同时，也常配合追风定痛膏（院内制剂）外贴或塌渍0号（羌活、独活、秦艽、威灵

仙、制川乌、制草乌、桂枝、海风藤、青风藤、制乳香、制没药、细辛、当归、川芎、赤芍、桃仁、红花、地龙、土鳖虫、雷公藤，上药粉碎成粗面，装入布袋中，每袋重250g）蒸热外敷患处。或辅以针灸，或进行局部熏蒸，根据患者病情选择应用。

尽管病人体质不同，病情各异，但症状缓解以后，我们常让患者口服滋补肝肾、活血通络的丸药2～3个月以巩固疗效，复发者很少。

颈椎病辨治心得

颈椎病是一种颈椎退行性疾病，属中医学痹证范畴。主要是由于椎间盘发生退变，导致关节囊和韧带松弛，椎骨间滑移活动增大，影响了脊柱的稳定性，久之产生骨赘增生、韧带钙化、直接或间接地刺激或压迫颈神经根、椎动脉、交感神经、脊髓而使颈椎病发作。本病易反复发作，导致长期颈部不适。中医药对本病的治疗具有一定的优势。现将我们对该病的粗浅体会介绍如下。

一、病因病机

颈椎病的发病与患者年龄、工作种类、坐姿、感受外邪等均有关系，但据临床所见，中老年患者较为多见。肾精亏损，肝血不足是颈椎病发病的内因。盖肾主骨生髓，肾气盛、肾精足则机体骨骼强健，即"肾实则骨有生气"（《外科集验方·服药通变方第一》）。肝主筋而为藏血之脏，肝血充足则筋脉强劲，束骨而利关节。静则可以保护诸骨，充养骨髓；动则可以约束诸骨，免致活动过度，损伤关节。长期低头工作，姿势不良，或外受风寒湿热诸邪，内生痰浊瘀血等导致局部气血不畅，筋骨失去滋养，久而久之，关节发生退变而形成本病。

二、辨证施治

本病多属于本虚标实证，或治其标，或治其本，或标本兼治，需根据病情化裁应用，我们常把本病分为湿热痹阻、寒湿痹阻、气滞血瘀及肾虚痰瘀痹阻证辨治。

（一）湿热痹阻证

症见颈部关节或肌肉僵硬，疼痛，重着，口渴不欲饮，溲赤，头晕头沉，舌红，苔黄腻、脉滑数或濡数。治宜清热利湿，通经活络，方用三仁汤加味：杏仁10g，白豆蔻10g，薏苡仁30g，飞滑石30g，白通草6g，竹叶10g，厚朴6g，半夏15g，海桐皮20g，防己20g，姜黄15g，鸡血藤30g，葛根30g，随症加减。待黄腻苔退后，再加入滋补肝肾之品以治其本。

（二）寒湿痹阻证

颈部关节或肌肉僵硬，疼痛，遇冷痛增，得热痛减，舌质淡胖，苔白腻，脉弦紧或弦缓。治宜温经散寒，祛湿通络。方用二仙蠲痹汤：仙茅10g，淫羊藿20g，杜仲30g，狗脊20g，制附子10g，桂枝10g，羌活15g，独活15g，防风10g，当归15g，鸡血藤30g，络石藤20g，川芎10g，砂仁10g，白豆蔻10g，随症加减。

（三）气滞血瘀证

症见头颈部不能俯仰转侧，压痛拒按，或痛连肩背、胀痛，或痛有定处，日轻夜重，痛如针刺，舌质有瘀斑、瘀点，脉弦紧或涩。治宜活血行气，通络止痛。本症多有跌打损伤史或为久病所致。方用血府逐瘀汤加减：桃仁12g，红花10g，当归10g，川芎10g，赤芍10g，牛膝15g，枳壳10g，桔梗10g，柴胡10g，生地黄15g，甘草6g，葛根30g，威灵仙15g，随症加减。待气滞血瘀证减轻后，再加入滋补肝肾之品以治其本。

（四）肾虚痰瘀痹阻证

症见颈部关节或肌肉僵硬，疼痛，难以屈伸，伴腰膝酸软，舌质暗淡，苔白腻，脉细弱或细涩。治宜补肾化痰，活血通络。常用葛根颈痹汤：葛根30g，桑椹30g，女贞子20g，墨旱莲20g，仙茅10g，淫羊藿20g，焦白术15g，白芍30g，桂枝15g，川芎10g，羌活15g，鸡血藤30g，海风藤30g，络石藤30g，僵蚕10g，全蝎10g，随症加减。

三、常用对药举隅

我们治疗颈椎病时，在中医辨证论治的前提下，选用一些经多年临床体会确有疗效的对药加入辨证方中，可以明显提高疗效。现简要介绍如下。

1. 威灵仙配葛根　威灵仙辛苦温，入膀胱、肝经，其性善行，通行十二经络，走而不守，可升可降，长于祛风湿，通络止痛。葛根甘辛性平，入胃、脾经，能发汗解肌，是《伤寒论》中治疗项背强几几之要药。据现代药理分析，葛根能扩张心、脑血管，改善脑循环、冠状循环，又能缓解肌肉痉挛。两药相配，功擅祛风解痉，通络止痛，适用于颈椎病引起的颈项强痛，转侧不利，双手麻木，头晕头痛等。常用剂量为葛根 30～50g，威灵仙 10～15g。

2. 白芍配甘草　白芍味苦酸，微寒，入肝、脾经，有补血敛阴，柔肝止痛之功，为治疗诸痛之要药。甘草味甘性平，入脾、胃经，功擅补中实脾，益气生津，缓急止痛，《神农本草经》载其能"坚筋骨……解毒"，《名医别录》载其能"通经脉，利血气"。白芍配甘草，酸甘化阴，缓急止痛，可有效缓解颈项肌肉强痛及上肢疼痛。常用量为白芍 30～60g，甘草 10～15g。

3. 僵蚕配土鳖虫　僵蚕味咸辛，性平，入肝、肺经。功能息风止痉，祛风定痛，化痰散结。土鳖虫味咸，性寒，入心、肝、脾经，擅长破血逐瘀，续筋接骨。僵蚕主要含脂肪及蛋白质，白僵菌还含甾体 11α-羟化酶系，用于合成类皮质激素，能增强机体防御能力和调节功能。土鳖虫"善化瘀血，最补损伤"（《长沙药解》），朱良春老中医认为本品破而不峻，能行能和，虚人亦可用之。僵蚕擅于化痰散结，土鳖虫长于活血化瘀，二者相伍可用于颈椎病夹有痰瘀者。常用剂量为僵蚕 10g，土鳖虫 10g。

4. 姜黄配海桐皮　姜黄味辛、苦，性温，入肝、脾经，性善走窜，功能破血行气，通经止痛，古人谓其"兼理血中之气"，"能入手臂止痛"。姜黄横行肢节，行气活血，蠲痹通络，是治疗肩臂痹痛之要药。

临证撷英

严用和《济生方》蠲痹汤，孙一奎治臂背痛方皆用之。海桐皮味苦、辛，性平，入肝经，功能祛风湿，通经络，止痹痛，古方用以治百节拘挛，跌仆伤折。此配伍见于《温病条辨》中的宣痹汤方后加减，原文曰："痛甚加片子姜黄、海桐皮者，所以宣络而止痛也。"二药相伍，一为血药，一为风药，故活血通经止痛，祛风除湿作用倍增。其常用量为姜黄、海桐皮各 15～20g。

5. 合欢皮配首乌藤　合欢皮味甘，性平，入心、肝经，《神农本草经》言其"主安五脏，和心志，令人欢乐无忧"。本品既能安神解郁，用于七情所致的忧郁忿怒，虚烦不寐等症，又能理气活血止痛，用于肝胃气痛，跌打损伤及风湿痹痛。首乌藤味甘，性平，归心、肝经，能养血安神，祛风通络。药理研究表明本品有镇静催眠作用。两药相配，相辅相成，共奏养血活血，安神解郁，通络止痛之效。本对药对于颈椎病伴有失眠多梦，心神不宁，头目眩晕者效果尤佳。常用量为合欢皮 15～30g，首乌藤 30～40g。

四、病案举例

余某，女，48 岁，2008 年 5 月 22 日初诊。患者起病 2 年余，颈项强痛，旋转不利，左上肢麻木，伴有头晕恶心。经用中西药物治疗，效果不显。近日逐渐加重，经某医院拍片诊断为"颈椎骨质增生"。刻诊：患者颈项强痛，前俯后仰，左右转动均受限，左上肢麻木酸痛，伴头晕，恶心，失眠，舌质红苔薄，脉沉细。诊为颈椎病，证属肝肾亏虚，风寒湿痹阻经脉。治当滋补肝肾，祛风除湿，活血通络。处以葛根颈痹汤加减：葛根 50g，白芍 30g，桂枝 15g，甘草 15g，川芎 10g，威灵仙 10g，羌活 10g，鸡血藤 30g，海风藤 20g，络石藤 20g，僵蚕 10g，土鳖虫 10g，桑椹 30g，女贞子 30g，墨旱莲 20g，淫羊藿 10g，焦白术 10g，合欢皮 20g，首乌藤 40g，煅龙骨、煅牡蛎各 30g（先煎），6 剂。并嘱把药渣蒸热加入白酒少许外敷局部。以上方加减共服药 18 剂，疼痛麻木消失，头晕亦止。嘱其继服养血定痛丸（我院风湿科自制药）1 个月，每次 10g，每日服 3 次，以兹巩固。1 年后随访，未见复发。

痛风辨治心得

痛风是由于嘌呤代谢紊乱所致血尿酸过高，并沉积于关节、软组织、骨骼、软骨及肾脏等处而引起的疾病。随着人们饮食习惯的改变，痛风已成为临床常见病、多发病。本病发作时以关节红肿热痛及关节功能障碍为主要表现，属中医学痹证、痛风、白虎历节等范畴。我们从事本病研究二十余载，积累了一些经验，现将对于该病的粗浅体会介绍如下。

一、病因病机

痛风发病的内因主要是脾肾升清降浊功能紊乱，脾虚则运化失司，湿浊内生；肾虚则排泄减少，浊毒内聚。外因主要是感受风、寒、湿、热之邪，如居住或工作环境潮湿，或冒雨涉水，或汗出当风，汗出入水中等，导致风寒湿热之邪趁虚而入，侵犯人体经脉、筋骨、关节，经脉痹阻，筋骨失养，发为本病。此外，过度劳累，七情内伤，饮食海鲜、动物内脏等含嘌呤高的食物，饮酒，外伤以及手术等均可诱发本病。本病多属本虚标实，发作期以标实为主，缓解期以正虚为主。

二、辨证论治

据临床所见，痛风急性发作期，多以热痹和湿热痹为主，故治疗的重点应以清热解毒，利湿通络止痛为主，以阻止疾病的进一步发展。在慢性期阶段，又需针对夹痰、夹瘀的不同，而采用化痰逐瘀通络之法。同时还要针对患者阴阳气血的不足，注意培元固本，补益气血，调补肝脾肾等。

（一）湿热痹阻证

症见关节剧痛多在夜间突然发作，关节局部红肿热痛，得冷则舒，痛不可触，或兼有发热、恶寒、口渴、烦躁不安或头痛汗出，大便秘结，小便黄赤，舌质红，苔黄腻，脉弦滑数。治宜清热解毒，利湿止痛。方用四妙散加味：苍术15g，黄柏12g，川牛膝15g，薏苡仁30g，忍冬藤90g，蚕沙15g，木瓜15g，土茯苓30g。热盛者加生石膏60g，知母15g，栀子10g；湿浊重者加茵陈30g，藿香10g，车前子30g，防己10g，增强利水化湿之力；阴液耗伤者加生地黄30g，玄参30g，麦冬30g，养阴增液；肿痛较甚者，加乳香9g，没药9g，络石藤30g，全蝎10g，活血通络止痛；大便秘结者，加生大黄10g，芒硝10g，通便排毒。

案例： 王某，男，48岁，2013年9月22日初诊。患者有痛风史10余年，平素病发时服秋水仙碱、双氯酚酸钠缓释胶囊等控制症状。近1年来，发作次数较前频繁，症状亦明显加重。诊见患者右侧拇趾跖趾关节、踝关节红肿灼热，疼痛僵硬，活动受限，大便干结，2～3天一次，舌质红，苔黄腻，脉弦数。查血尿酸685μmol/L，诊为痛风。证属为湿热下注，蕴热成毒。治宜清热解毒，利湿止痛。方用四妙散加味：苍术10g，黄柏12g，川牛膝15g，薏苡仁30g，忍冬藤90g，木瓜15g，土茯苓30g，山慈菇10g，生大黄10g（后下），芒硝10g（冲服）。3剂，水煎服日1剂。大敦穴刺络放血，加味金黄散外敷患处（12小时后取下）。2013年9月26日二诊：患者诉当晚关节红肿热痛等症明显减轻，几天来曾泻下数次，舌苔变薄。上方去大黄、芒硝，加生地黄30g，玄参30g，增强养阴清热作用，以上方加减共服药30剂，诸症消失，复查血尿酸正常，嘱以土茯苓泡水当茶饮以巩固疗效，随访半年未复发。

按： 痛风急性期起病急，多关节剧痛，局部红肿灼热，而第一跖趾关节及拇趾关节最易受侵犯。据临床观察，痛风以湿热证最为多见，通腑泻热可釜底抽薪，使浊毒从肠道得泻，辅以刺络放血及加味金黄散外敷可使病势顿挫，常可明显加强疗效。湿热日久必伤阴，故在舌苔变薄后，加入生地黄、玄参等养阴清热之品，以扶正固本。

（二）痰瘀痹阻证

症见关节疼痛反复发作，日久不愈，多呈刺痛或胀痛，固定不移，时轻时重，关节肿大，甚至强直变形，屈伸不利，可见痛风石，触之不痛，或皮色紫暗，或皮肤溃破，舌质暗红或有瘀斑，苔厚腻，脉弦或沉涩或沉滑。治宜活血化瘀，化痰散结。方用化痰逐瘀汤（赵和平方）。桃仁10g，红花10g，当归10g，川芎10g，生地黄30g，白芍15g，制天南星10g，僵蚕10g，土鳖虫10g，地龙10g，鸡血藤30g。皮下结节者，加皂角刺10g，白芥子10g；关节疼痛甚者，加乳香9g，没药9g，延胡索15g；关节肿甚者，加防己10g，土茯苓30g，泽兰15g；关节久痛不已，加全蝎6g，蜈蚣1条；久病体虚，神疲乏力者，加红参15g，黄芪30g。

案例： 刘某，男，51岁，2014年2月10日初诊。患者诉双侧踝关节肿痛5年，加重2个月。曾服用布洛芬等药物治疗，效果不佳。诊见患者双踝关节及第1跖趾关节肿大变形，胀痛，皮肤色暗，左足第1跖趾关节处有一蚕豆大痛风石，按之疼痛，舌质暗红，苔黄腻，脉沉弦。查血尿酸564μmol/L，诊为痛风。证属痰瘀互结，痹阻经络。治宜活血化瘀，化痰散结。方用化痰逐瘀汤加减：桃仁10g，红花10g，当归10g，川芎10g，生地黄30g，白芍15g，制天南星10g，僵蚕10g，土鳖虫10g，鸡血藤30g，大血藤30g，土茯苓30g，白芥子10g。7剂，水煎服日1剂。2014年2月26日二诊：患者服上药14剂后，关节肿痛减轻，痛风石未见明显变化。上方加山慈菇10g，蟅螂6g，穿山甲3g（研末冲服），又服40余剂，关节肿痛消失，痛风石已如黄豆大，2014年5月12日复查血尿酸328μmol/L。嘱服土茯苓丸（我院协定处方，由土茯苓、萆薢、威灵仙、山慈菇等组成），以巩固疗效。

按： 痛风日久，反复发作者，易形成痛风石，关节亦容易变形僵硬，多表现为痰瘀痹阻证。治疗时，在辨证用药的基础上，宜酌加虫类药如炮穿山甲、僵蚕、土鳖虫、蟅螂等常可增强疗效。本病病程较长，待症状缓解后，令患者长期服一段时间丸药可明显减少疾病的复发。

（三）肝肾亏虚证

症见关节疼痛，反复发作，日久不愈，时轻时重，甚则关节僵硬变形，屈伸不利，冷感明显，面色少华，形寒肢冷，腰膝酸软，或伴盗汗，头晕，耳鸣，尿多，便溏，舌淡，苔白，脉沉细。治宜补益肝肾，除湿通络。方用独活寄生汤加味：独活 30g，桑寄生 30g，防风 10g，秦艽 10g，细辛 8g，党参 15g，茯苓 10g，当归 10g，白芍 15g，熟地黄 15g，杜仲 15g，川牛膝 15g，肉桂 6g，甘草 6g。偏于阳虚，关节冷痛明显者，加制附子 10g，干姜 10g，温阳散寒；偏于阴虚者，加制何首乌 30g，枸杞子 15g，养阴增液；腰膝酸痛甚者，加鹿角胶 15g，龟甲胶 15g，补肾填精，强筋壮骨；关节重着，肌肤麻木者，加防己 10g，薏苡仁 30g，白芥子 10g，穿破石 30g，化湿逐瘀；皮下结节者，加僵蚕 10g，生牡蛎 30g，猫爪草 15g，夏枯草 15g，化痰散结。

案例： 余某，男，59 岁，2013 年 12 月 23 日初诊。患者诉双足第 1 跖趾关节及双侧膝关节反复肿痛 5 年余，劳累、饮酒或进食厚味则疼痛加剧，昼轻夜甚，关节僵硬，活动不利，半月前因饮酒而关节肿痛加重。诊见患者双足第 1 跖趾关节及双膝关节肿胀疼痛，痛处拒按，伴腰酸痛，夜尿 4～5 次。X 线摄片示左足第 1 趾骨近端外侧局部骨质有虫蚀样改变，边缘不规则，骨质密度较低，舌质淡，苔白，脉沉细。查血尿酸 512μmol/L，诊为痛风。证属肝肾亏虚，湿邪痹阻。治宜补益肝肾，除湿通络。方用独活寄生汤加减：独活 30g，桑寄生 30g，防风 10g，秦艽 10g，细辛 6g，党参 15g，茯苓 10g，当归 10g，白芍 15g，熟地黄 15g，杜仲 15g，川牛膝 15g，肉桂 6g，甘草 6g，鹿角胶 15g，龟甲胶 15g。7 剂，每日 1 剂水煎服。服药 14 剂后，诸关节疼痛缓解，但仍肿胀僵硬，上方加穿破石、白芥子、僵蚕、土鳖虫各 10g，配成丸药，每次服 10g，每天 3 次口服。3 个月后患者诸症消失。

按： 素体虚弱，肝肾不足的患者患本病常为此证型，或痛风慢性关节炎期，也可表现为此证型，治疗上当攻补兼施，标本兼顾。方中独活、桑寄生为方中主药，用量宜重，本患者骨质已发生破坏，且伴有腰酸痛，夜尿频多等肾虚症状，故加入鹿角胶、龟甲胶等血肉有情之品以填补肾精，强筋壮骨，阻断骨质的进一步破坏。

四、外治法

对于痛风急性发作期，我们常辅以外治法，如采用赵和平主任医师经验方加味金黄散外敷，以清热解毒，活血消肿，通络止痛。药物组成：白芷 160g，天花粉 60g，生栀子、姜黄、生大黄、黄柏各 30g，苍术、厚朴、陈皮、生甘草、生天南星各 10g。上药共为细面，用蜂蜜或凡士林调成膏状，外敷于疼痛关节处，12 小时后取下，每天 1 次，常可明显提高疗效。

五、针灸疗法

本病热证多而寒证少，属湿热痹证者则宜针不宜灸，日久正虚者可辅以灸法。足趾痛者取太冲、大敦；踝关节痛取中封、昆仑、解溪、丘墟；膝关节痛者取膝眼、足三里、阳陵泉；腕痛取阳池、外关、合谷；肘痛取合谷、曲池、尺泽等。痛风急性发作期者可刺络放血。

此外，高尿酸血症临床亦非常常见，因多无临床症状，故患者每多忽视，据临床观察，此类患者多为湿热体质，可采用土茯苓汤（土茯苓 30g，防己 10g，防风 10g，地龙 10g，萆薢 30g，苍术 10g，黄柏 10g，川牛膝 10g，威灵仙 10g，忍冬藤 30g，青风藤 30g，秦艽 10g，延胡索 15g，生地黄 30g，白芍 30g，当归 15g，甘草 10g）加减治疗，每能获效。

产后风湿病辨治心得

产后风湿病是指产后（包括自然流产、人工流产及早产）百日内发生的肢体肌肉关节疼痛、重着、麻木或功能轻度受限等症状的一种疾病。患者常因遇冷、受潮、劳累及天气变化加重，多伴有多汗、畏风怕冷等症状，西医化验多无阳性发现。本病属于临床常见病、多发病，对女性危害极大。但在中西医风湿病学中较少论及。本病属中医痹证范畴，中医古籍中多以"产后身痛""产后关节痛""产后痛风""产后中风""产后筋脉拘急""产后鸡爪风"等相称。本病以正虚为主，与一般痹证有所区别。

一、病因病机

产后风湿病发生在产褥期或产后百日内，由于产后机体气血虚弱、肝肾不足，筋脉失养；或感受风寒湿热之邪；或瘀血阻滞经络；或病久体虚，复感外邪，内外相引，病邪日深。尽管其致病原因繁杂，但归纳起来，产后风湿病的病因病机可概括为正气亏虚、外邪入侵及瘀血阻滞三方面。

（一）正气亏虚

产褥期正气虚弱是产后风湿病发病的重要因素。产后气血不足，脏腑功能低下致脏腑功能失调，易导致风寒湿邪乘虚而入发病。产后身体虚弱，气血不足是本病发病的主要内在因素。妊娠期大量的气血孕育胎儿，易致孕妇气血不足；产时及产后失血、产伤、难产或剖宫产耗损精气，加重气血亏虚；产后恶露不净，气血再伤，更加重气血亏虚，导致

跟名师 做临床
——医林优俪三十年临证集粹

"百节空虚"。脾主肌肉，脾虚则肌肉失养，肝主筋，肾主骨，肝肾亏虚则筋骨失濡，诸因素均可导致"不荣则痛"。气血虚弱，脏腑亏虚，再加之起居不慎，风寒湿邪乘虚而入，痹阻经络，"不通则痛"。

（二）外邪入侵

外因是本病发生和加重的重要因素，当今社会，科技非常进步，产妇分娩后几乎都要输液，冰凉的盐水或葡萄糖亦可致寒湿入侵。如产后居住环境潮湿，或分娩在春、秋、冬之季，室内过冷或过暖，衣被增减失宜；或产期在盛夏炎热之时，室内空调温度过低、电扇吹风，则皆易感受风、寒、湿、热诸邪，邪气痹阻经络而发病。

（三）瘀血阻滞

分娩后，因产伤、外邪入侵及产时元气大伤无力送胞，以致恶血或胎衣、胎胞滞留胞宫，不能及时排出，瘀阻为患，可引起恶露不尽，致产褥期少腹疼痛。《陈素庵妇科补解》曰："产后遍身疼痛，因产时损动，气血升降失常，留滞关节，筋脉引急，是以遍身疼痛也。然既遍身作痛，则风寒瘀血十有五六……"因此，产后身痛，气血亏虚固然为其主要原因，但瘀血为害亦不少见。"产后多瘀"亦是产后风湿病的主要病理特点之一。

二、诊断标准

产后风湿病目前国内外尚无统一的诊断标准，临床可参照《中国风湿病学》中拟定的标准。

（一）西医诊断标准

1.产褥期或产后百日内发病，包括自然流产、人工流产及早产。

2.主要临床表现：肢体肌肉关节疼痛、酸痛、沉重、麻木及屈伸不利。

3.受累关节功能轻度受限，活动后症状减轻，绝大多数病例关节只痛不肿。

4.实验室检查：ESR，ASO，RF，CRP及血常规等均正常。

5.X线检查：无骨质改变。

6.经治疗后病情可完全缓解，受累肢体及关节不留畸形，功能可完全恢复正常。

7.诊断本病前，必须首先排除其他风湿性疾病，如风湿性关节炎、类风湿关节炎、骨关节炎及红斑狼疮等。

（二）中医证候诊断标准

1.主症 ①产后百日内发生的肢体肌肉关节不适；②疼痛；③酸痛；④重着；⑤麻木；⑥功能轻度受限。上述症状常因遇冷、受潮、劳累及天气变化加重。

2.次症 ①乏力多汗；②畏风怕冷；③烦躁失眠等。舌质淡，或舌嫩，或紫暗有瘀点；舌苔薄白，或薄黄，或少苔，或苔白厚腻；脉细濡，或沉濡而数，或沉涩。

凡具有主症①加任何1项以上主症及/或兼见1项以上次症可参照舌脉辨证为本病。

三、治疗

（一）辨证论治

产后风湿病虽以正虚为主，但亦多夹有邪实，扶正祛邪不可偏废。当根据产后伤血、气血不足、肝肾亏虚、多虚多瘀的特点，本着"勿拘于产后，亦勿忘于产后"的原则，除运用祛风、散寒、除湿、清热、逐瘀等祛邪诸法外，时刻不要忘记益气养血、滋补肝肾等法。并遵循补而勿滞，滋而不腻，香而勿燥，风药勿过辛散，祛湿勿过刚燥，清热勿过寒凉，逐瘀勿伤气血等原则。

1.气血两虚证

症状：遍身关节疼痛，肢体酸楚、麻木，时轻时重，甚至筋脉挛急，肌肉瞤动。并有头晕、气短、心悸、自汗等症，舌质淡嫩，苔白或少苔，脉细弱或细数。

治法：益气养血，活血通络，祛风除湿。

方药：八珍五藤汤（赵和平经验方）

黄芪30g，党参30g，白术30g，茯苓15g，炙甘草10g，熟地黄

30g，当归 15g，川芎 10g，白芍 15g，鸡血藤 30g，络石藤 15g，首乌藤 30g，海风藤 30g，青风藤 15g。

加减：关节痛重者，加姜黄 15g，海桐皮 15g；关节筋挛急、麻木者，加伸筋草 30g，桑枝 30g；易汗出者，加生牡蛎 30g（先煎），淮小麦 50g；畏寒甚者，加炮附子 10～30g（先煎），干姜 10g；食少纳差者加生谷芽 30g，鸡内金 10g。

按： 妊娠养胎及产时耗气伤血，均可致气血亏虚。如此时风、寒、湿诸邪乘虚而入，痹阻经脉，肢体、筋脉、关节失其温煦濡润，则会出现遍身关节疼痛，肢体酸楚、麻木，甚则筋脉挛急。脾胃为气血生化之源，故方中用黄芪与四君健脾益气，使气血生化有源，四物汤养血活血，血行则风自灭。诸藤长于通经入络，祛风湿止痹痛。诸药合用共奏益气养血，活血通络，祛风除湿之功。

2. 肾阳亏虚证

症状：周身关节冷痛，屈伸不利，四末不温，畏寒怕冷，甚则关节肿胀积液，面白无华，气短乏力，形寒肢冷，腰背酸痛，下肢酸软，足跟冷痛；或有腹胀便溏，或五更泄泻，舌质淡，苔白，脉沉细而弱。

治法：温补肾阳，祛寒除湿，通络止痛。

方药：二鹿汤（赵和平经验方）

鹿角 10g，鹿衔草 30g，淫羊藿 30g，炙川乌 10g，熟地黄 30g，威灵仙 15g，全蝎 10g，白术 15g。

加减：湿重者加薏苡仁、茯苓；风盛者加僵蚕、防风；寒重者加制附子、麻黄；关节积液者加猫爪草、土贝母；下肢沉重疼痛者加木瓜、川牛膝；夹有痰瘀者加土鳖虫、僵蚕。

按： 肾为先天之本，为卫气之根源，卫气虽源于脾胃，而实根于肾阳。产后往往气血大伤，如素体阳虚者，再感寒湿之邪，如雪上加霜，寒湿凝滞，气血运行受阻，故周身关节冷痛，屈伸不利。寒湿之邪流注关节，轻则肿胀疼痛，重则形成积液。腰背冷痛，形寒肢冷，下肢酸软，足跟疼痛，五更泄泻等均为肾阳虚衰，温煦功能减退所致。方中鹿角、鹿衔草、淫羊藿温补肾阳，熟地黄滋补肾阴，川乌祛风除湿，散寒定痛，威灵仙、全蝎善走通行十二经络，白术健脾以强后天之本，以绝生湿之源，且能助运化以促进药物的吸收，诸药合用，以温补肾阳为主，先后天并调，对肾阳不足，寒邪明显的产后风湿痹痛多有良效。

3. 肝肾阴虚证

症状：肢体关节肌肉疼痛入夜尤甚，屈伸不利，筋脉拘急，肌肤麻木，腰膝酸软，运动时加剧，形体消瘦；或口干心烦，头晕耳鸣，或失眠多梦，烦躁盗汗，两颧潮红，五心烦热，便干尿赤；舌质红，苔薄或少，脉虚数或细数。

治法：养阴增液，蠲痹通络。

方药：增液蠲痹汤（赵和平经验方）

生地黄 30g，玄参 30g，麦冬 30g，石斛 30g，当归 15g，姜黄 15g，海桐皮 30g，桑枝 30g，络石藤 15g，鹿角 10g，陈皮 15g。

加减：上肢关节疼痛者，加桂枝 15g；痛甚者加全蝎 10g，延胡索 30g；口干喜饮者，加党参 10g，五味子 10g；盗汗者，加生龙骨、生牡蛎各 30g，浮小麦 30g；耳鸣甚者，加磁石 30g，石菖蒲 10g；肾阴虚甚者加龟甲 15g，鳖甲 15g；腹胀者加砂仁 10g，白豆蔻 10g。

按：此类患者多素体阴虚，或久用祛风除湿、香燥之品耗伤阴液。女子以肝为先天，体阴而用阳。产后伤阴耗血，肝肾同源，肝阴不足肾阴亦衰，筋脉、肌肉、脏腑皆失其濡养，故关节疼痛，屈伸不利，筋脉拘急，昼轻而夜甚。腰为肾之府，肾开窍于耳与二阴，肾阴亏虚，则腰膝酸软，头晕耳鸣，便干溺赤。舌质红，苔薄少，脉虚数或细数皆阴虚内热之征。方中增液汤、石斛养阴增液，濡润经脉；当归养血活血；姜黄、海桐皮、桑枝、络石藤祛风湿，通经络；鹿角温肾阳促进阴药的吸收；陈皮理气，防止诸阴药滋腻。阴液得充，经脉得养，则痹证自除。我院风湿病专科协定处方石斛蠲痹丸，即是孟彪主任医师据此方重用石斛，加全蝎、蜈蚣、僵蚕等虫蚁搜剔之品制成，治疗产后风湿病证属肝肾阴虚者取得了较好的效果。

4. 外感风寒证

症状：全身肢体、关节、肌肉疼痛，以肩背、肘、腕、手等处为主，肌肉酸楚，屈伸不利，或痛无定处，或冷痛剧烈，得热则缓，或有肢体关节肿胀、重着、麻木，畏寒恶风等，舌质淡，苔薄白，脉沉紧。

治法：益气健脾，活血通络，温经散寒。

方药：趁痛散加减

黄芪30g，当归10g，白术15g，炙甘草6g，肉桂6g，独活15g，牛膝15g，薤白10g，生姜5片。

加减：上肢疼痛者，加桑枝、桂枝、片姜黄；气短易汗出者，加生黄芪、红参；下肢痛重者，加独活、防己；膝关节疼痛者，加鹿衔草、伸筋草、透骨草。若偏于瘀者，可加土鳖虫、鸡血藤以增活血行瘀，宣络止痛；肾虚者加鹿角胶、龟甲胶以补肾填精。

按： 产后气血亏虚，风寒之邪最易乘虚而入，留滞关节，气血痹阻不通，筋脉失养，故关节疼痛，屈伸不利。方中黄芪、当归益气养血；白术、甘草健脾助运，以资气血生化之源；牛膝、桑寄生补肝肾，强筋骨；肉桂、薤白、独活，皆具辛温之性，温阳益气，祛风行血止痛。诸药合用，共奏益气健脾，活血通络，温经散寒之效。

5. 寒湿痹阻证

症状：肢体关节肿胀，重着，酸楚，隐痛，屈伸不利，肌肤麻木，倦怠乏力，以下肢尤甚，胸闷脘痞，腹胀纳呆，大便不爽或溏稀，或畏寒腰痛，四肢逆冷，舌质淡，苔白滑，脉细弱或濡缓。

治法：健脾祛湿，养血活血，散风通络。

方药：温经蠲痹汤（路志正经验方）

生黄芪30g，当归15g，桂枝15g，白芍15g，炒白术10g，茯苓10g，附子10g，防风10g，老鹳草30g，桑寄生15g，红花10g，甘草10g。

加减：风湿盛者，加络石藤，甚则加川乌、草乌；膝关节疼痛者加川牛膝、松节；上肢痛重者加桑枝、姜黄；下肢沉重者，加薏苡仁、防己；胸闷脘痞，纳呆腹胀者，加枳壳、桔梗。

按： 产后气血亏虚，再感寒湿之邪，故见肢体关节重着酸楚，肌肤麻木，肢体沉重，屈伸不利等症。湿性趋下，故肿胀、疼痛、酸楚诸症多以下肢为甚。路老本方是由当归补血汤、甘草附子汤、桂枝附子汤、玉屏风散等化裁而来。方中用黄芪、当归益气养血，白术、茯苓健脾祛湿，以强后天之本，桂枝、附片温经散寒止痛，防风、桑寄生、老鹳草祛风通络，红花、白芍、甘草活血缓急止痛。

6. 湿热痹阻证

症状：关节灼热、红肿、疼痛，遇热或雨天痛增，活动后痛减，肢体沉重酸软无力，口干不欲饮，或见发热，夜寐盗汗，形体消瘦，胸脘痞闷，纳呆食少，大便或干或溏，则小便黄赤，舌尖边红，苔白厚腻或黄腻，脉濡细数或滑数。

治法：清热利湿，通络止痛。

方药：三仁通痹汤（赵和平经验方）

杏仁10g，白豆蔻10g，薏苡仁50g，滑石30g，通草6g，竹叶10g，厚朴6g，半夏15g，海桐皮30g，汉防己20g，姜黄15g，鸡血藤30g，忍冬藤30g，土茯苓30g，蒲公英30g，全蝎10g。

加减：关节红肿疼痛甚者，加水牛角、石见穿；周身关节酸楚者，加桑枝、豨莶草；筋脉拘急者，加伸筋草、木瓜；口干渴思饮者，加生地黄、麦冬；下肢关节灼热疼痛者，加黄柏、防己；腰膝酸软无力者，加桑寄生、五加皮。

按：随着时代的变迁，人们饮食习惯的改变，人们的体质也在发生变化。据临床所见，湿热或痰湿体质的人越来越多，素体内有湿热，产后过于贪凉饮冷，或偏食辛辣油腻，或情志郁闷不得宣泄，运化呆滞，湿热内生，郁久化热多成此证。湿热交蒸，痹阻筋脉关节，故局部红肿热痛；湿邪流注于关节，轻则肿胀，甚则成为积液，湿邪黏滞重着，故常见肢体重着酸楚，倦怠乏力。大便不爽，小便黄赤，苔黄脉数，均为湿热蕴蒸之象。方中以三仁汤宣上、畅中、渗下，分消走泄，清热利湿，海桐皮、汉防己、姜黄、土茯苓、鸡血藤、忍冬藤祛风除湿，活血通络，蒲公英清热解毒，全蝎通络定痛。诸药相合，共奏清热利湿、通络止痛之功。

7. 瘀血阻滞证

症状：诸关节肌肉疼痛，多痛有定处或刺痛，四肢关节屈伸不利，按之痛甚，夜间加重。恶露量少，色紫夹血块，小腹疼痛拒按，舌质紫暗，苔薄白，脉弦涩或细弱。

治法：活血化瘀，通络止痛。

方药：身痛逐瘀汤

秦艽 15g，川芎 10g，桃仁 10g，红花 10g，甘草 6g，羌活 10g，没药 6g，当归 15g，五灵脂 10g，牛膝 15g，香附 10g，地龙 10g。

加减：若关节冷痛，得热痛减者，可酌加附子、桂枝以温经散寒止痛；若兼关节红肿热痛、身体重着、舌苔黄腻者，可加土茯苓、防己以清热利湿；若身痛较甚，脉络青紫者，加土鳖虫、鸡血藤以活血通络；若病久气虚，症见眩晕、心悸气短、动则汗出者，可加黄芪、红参、仙鹤草等以益气扶正。

按：产后恶露不下，余血未尽，瘀血留滞于经络骨节之间，气血运行不畅，则遍身关节肌肉疼痛。方中秦艽、羌活祛风除湿；桃仁、红花、当归、川芎活血祛瘀；没药、五灵脂、香附行气血，止疼痛；牛膝、地龙疏通经络以利关节；甘草调和诸药。本方有较强的活血止痛作用，对于证属瘀血阻滞者，效果较佳。

（二）单方验方

1. 鹿茸鸡

以当年的公鸡 1 只，鹿茸 3～6g，在锅内焖熟，不放油盐。吃肉喝汤，两天吃完。可根据情况每隔 1 周或半个月吃 1 次。体内有热者勿用。

2. 当归生姜羊肉汤

取当归 30g，生姜 50g，羊肉 500g。慢火炖至肉烂，吃肉喝汤，本方对气血亏虚及肾阳亏虚型产后风湿病有一定效果。

3. 当归补血蒸鸡

黄芪 50g，当归 10g，嫩母鸡半只，绍酒 15g，味精 1.5g，胡椒粉 1.6g，食盐 1.5g，葱、姜适量。功能益气补血，散风祛湿。适用于产后气血虚痹。此方是当归补血汤加入温经通脉之绍酒，辛散祛风湿及寒邪的葱、姜和调料组合而成。制法：将鸡除内脏及爪洗净，再用开水焯去血水，捞在凉水内冲洗干净，沥净水分。当归、葱、姜洗净，姜切成大片，葱剖开切成长段。将当归、黄芪装入鸡腹内，腹部向上放于盘或大碗内，摆上葱、姜，注入清汤，加入盐、绍酒、胡椒粉。放在笼屉内蒸熟，去葱、姜，加入味精，调好味即成。（民间验方）

4. 甜瓜子丸

甜瓜子 90g（洗净炒黄），干木瓜 45g，威灵仙 30g，制川乌 15g。上药共细末，酒煮面糊为丸，如梧桐子大，日 2 服，每服 3g，温开水送下。适于产后风痹（《瑞竹堂经验方》）。制川乌有一定毒性，要在医生指导下应用，用量不可过大。

5. 真茅山苍术 2000g，洗净，先以米泔浸 3 宿，用蜜酒浸 1 宿，去皮。用黑豆一层拌苍术一层，蒸 2 次，再用蜜酒蒸 1 次。放砂锅内熬成浓汁，去渣，将煎液静置。取清液浓缩成膏。日 2 服，每服 15g。适于产后湿痹。（《先醒斋医学广笔记》）

口腔溃疡辨治五法

口腔溃疡临床常见，虽不危及生命，但因其反复发作，颇令人烦恼，有的月经前后发作，有的一吃辛辣食品则发，还有的劳累后则发，也有的这一片溃疡还没好，下一片溃疡又开始了，患者难以进食，痛苦异常。每年我们都治疗大量的口腔溃疡患者，由于患者体质不同，我们采取的方法也不尽相同，或口服中药，或辅以针灸或治以贴敷，以取效为度，现将我们的治疗经验简介如下。

一、滋阴降火法

此法适用于阴虚内热体质者，此证多见于素体阴虚或久病阴津耗伤者。症见口疮疼痛较轻，反复发作，口疮中间基底部凹陷很浅，口疮表面覆盖白苔，周边隆起不明显，色不红，夜间痛重，口干舌燥，不欲饮，可伴有腰膝酸软，五心烦热，便干，尿黄，舌体多瘦小，舌质红，苔少，脉象细数。治宜滋阴降火，生肌敛疮。可选用甘露饮（生地黄 30g，熟地黄 30g，茵陈 15g，黄芩 15g，枳壳 12g，枇杷叶 15g，石斛 20g，甘草 10g，天冬 15g，麦冬 15g）加减。内热甚者加生石膏 30g，知母 10g，肾阴虚甚者加龟甲 15g，鳖甲 15g；口干、口苦甚者加天花粉 15g，黄连 6g；小便赤者加白茅根 30g，竹叶 10g。

二、升阳散火法

此类患者多素体虚弱，面色黄白，少气懒言。症见溃疡周围不红肿，或微红肿，时轻时重，每遇劳累而加重，可伴燥热，口渴，喜冷饮，饮量不多，舌质淡胖有齿痕，苔薄白或薄黄，脉洪大沉，按之虚软等。治宜益气健脾，升阳散火。常采用升阳散火汤（升麻 10g，葛根 10g，独活 10g，羌活 10g，白芍 30g，人参 10g，生甘草 6g，炙甘草 6g，柴胡 6g，防风 10g）加减。气虚甚者加黄芪 30g，白术 20g；夹湿者加茯苓 15g，藿香 10g。

三、清热解毒法

此类患者多素体强壮，面色多赤。症见口腔溃烂，溃疡周围红肿，溃面色黄，甚则融合成片，疼痛剧烈，口苦口臭，渴喜冷饮，大便干，小便赤，舌质红，苔黄，脉滑数。治宜清热解毒，祛腐生肌。可采用解毒 1 号方（茵陈 15g，藿香 15g，牡丹皮 15g，栀子 10g，赤芍 15g，板蓝根 15g，柴胡 10g，郁金 10g，黄连 10g，黄柏 15g，砂仁 10g，白豆蔻 10g，焦三仙各 10g）加减。热毒胜者加蒲公英 30g，紫花地丁 30g；日久不愈者加用炮附子 6g。

四、清热利湿法

此类患者多体型偏胖，素体湿邪偏盛，或嗜食肥甘厚腻，酿湿生热，湿热之邪循经上泛于口舌，则现溃疡。症见口腔溃烂，溃疡周围红肿，溃面或黄或白，疼痛较剧，面部油脂较多，口中黏，大便不爽，舌质红，苔黄腻等。治宜清热利湿，解毒生肌。常用甘露消毒丹（射干 12g，白豆蔻 10g，藿香 10g，石菖蒲 10g，滑石 30g，连翘 20g，通草 6g，薄荷 10g，黄芩 15g，陈皮 10g，浙贝母 15g）加减。湿胜者加土茯苓 30g，木槿花 15g；热毒胜者加大青叶 15g，白花蛇舌草 30g，蒲公英 30g。

五、引火归原法

此证多见于素体肾阳亏虚患者，其面色多暗而少光泽，阴寒内胜，虚阳外浮，上蒸于口则发溃疡。症见溃疡周围不红肿，或微红肿，疼痛不甚，每遇烦劳而加重，多伴腰脊酸痛，畏寒，足冷，夜尿频，口不渴或渴而不欲饮，舌质淡，苔薄白，脉沉细等。治宜温补肾阳，引火归原。临床常用自拟温肾回阳饮（炮附子 10g，鹿衔草 30g，淫羊藿 20g，鹿角胶 10g，熟地黄 15g，细辛 6g，生龙骨 30g，生牡蛎 30g)加减。同时配合每晚睡前用吴茱萸 30g 研末醋调，贴敷双足涌泉穴，晨起取下，则效果更佳。

临床上病情是复杂的，多变的，不可胶执于某一方一法，当据病情详加辨证，合理取舍，灵活加减，或用一法，或诸法并施，或内外并治，同时患者亦应做到起居有时，饮食有节，心情舒畅，增强体质，如此方能长治久安。

验方一束

十堰市中医医院风湿病科创建于 2001 年，现为湖北省重点中医专科，我们的导师赵和平主任医师为我院风湿病科的创始人，现为第六批全国老中医药专家传承指导老师，科室的制剂与验方大多出自赵师之手，由我们整理而成。

强力风湿灵药酒（又名祛风湿酒）

组成：露蜂房 150g，制川乌 60g，秦艽 150g，细辛 160g，续断 100g，当归 100g，鸡血藤 150g，木瓜 250g，川芎 100g，仙茅 200g，淫羊藿 200g，山茱萸 250g，黄芪 200g，桑椹 200g，山药 250g，羌活 120g，独活 120g，砂仁 100g，威灵仙 200g。

功效：温经散寒，祛风除湿，活血通络，补肾养血。

主治：风寒湿痹、尪痹，表现为肢体关节疼痛、麻木、重着、屈伸不利。

按：强力风湿灵药酒是赵和平主任医师在鄂西北民间验方基础上，结合自己多年临床经验所拟定之效方。方中露蜂房善能祛风除湿，行血止痛，为治疗风湿痹证之要药；川乌开通腠理，祛风除湿，散寒止痛之力甚捷，故强力风湿灵以此二药为主药，取其峻猛之性。加秦艽、肉桂、细辛、木瓜、独活祛风除湿，温经散寒，舒筋活络，以助主药祛邪止痛之效。入当归、川芎、鸡血藤养血活血，一则补血养营，二则温通血脉，从而达到"血行风自灭"之目的；黄芪补气固表，益素虚之元气，而收扶正祛邪之功；增续断以补肝肾，通血脉，强筋骨。诸药合用，更辅以具有辛烈升发走窜之性的纯粮白酒，扩张毛细血管，促进血液循环，俾药力迅速通达全身，从而增强药物作用，提高临床疗效。

生产工艺：以上药物混合粉碎为粗末，置缸内，加入白酒 6000mL，密封浸泡，每日搅拌一次，浸泡三个月，取出浸液，再加白酒 6000mL，浸泡一个月，取出浸液与第一次浸液混合，静置澄清，滤过分装即可。

性状：本品为棕红色的澄清液体，气微香、味苦。

用法与用量：口服，一日二次，每次 15～30mL。

注意事项及不良反应：少部分患者可出现轻度头晕、口干、烘热、胃部不适、恶心等不良反应。可采用餐后服药，酌加护胃剂，即可缓解。

强力风湿灵药酒对类风湿关节炎患者的晨僵、关节疼痛、关节肿胀有明显治疗作用，不良反应轻，且药源丰富，是治疗类风湿关节炎的理想药物。科研课题《强力风湿灵药酒治疗类风湿关节炎的临床研究》曾于 2001 年荣获十堰市科技进步三等奖。

强力风湿灵丸 1 号

组成：露蜂房 15g，制川乌 6g，秦艽 15g，细辛 15g，续断 10g，当归 10g，鸡血藤 15g，木瓜 25g，川芎 10g，仙茅 20g，淫羊藿 20g，山茱萸 20g，黄芪 20g，桑椹 20g，山药 20g，羌活 10g，独活 10g，砂仁 10g，威灵仙 20g。

功效：温经散寒，祛风除湿，活血通络，补肾助阳。

主治：风寒湿痹、尪痹，表现为肢体关节疼痛、麻木、重着、屈伸不利。

用法：口服每次 10g，每日 3 次，黄酒送服。

按：强力风湿灵丸 1 号原为酒剂，后为服用方便，将其改为丸剂，效果亦佳。

强力风湿灵丸 2 号

组成：鹿角胶 10g，鹿衔草 30g，黄芪 30g，当归 15g，川芎 10g，丹参 30g，鸡血藤 30g，桂枝 10g，白芍 10g，葛根 30g，威灵仙 15g，姜黄 10g，羌活 10g。

功效：补肾助阳，温经散寒，祛风除湿，活血止痛。

主治：痹证辨证属于风寒湿阻证者。表现为肢体关节、筋骨、肌肉疼痛，肢体麻木或关节肿胀等症。

按：方中鹿角胶、鹿衔草温补肾精以强先天之本；黄芪、当归、川芎、丹参、鸡血藤益气养血，活血通络；桂枝、白芍调和营卫，解肌祛风；姜黄、羌活祛风通络偏于走人体上部；葛根、威灵仙解痉止痛。诸药相伍，共奏补肾助阳、温经散寒、祛风除湿、通络止痛之功。临床上主要用于治疗颈椎病、肩周炎等引起的颈肩痛，双手麻木，头晕头痛等。

强力风湿灵丸 3 号

组成：鹿角 15g，狗脊 15g，续断 15g，黄芪 30g，当归 15g，鸡血藤 15g，没药 10g，土鳖虫 10g，威灵仙 15g，牛膝 10g，木瓜 15g，延胡索 15g，徐长卿 10g。

功效：补肾壮督，强筋壮骨，活血通络。

主治：肾虚督亏，风寒湿阻，气血凝滞证。

按：方中鹿角为血肉有情之品，长于补肾壮督；狗脊、续断、牛膝补肝肾，强筋骨；黄芪、当归益气养血；鸡血藤、土鳖虫、延胡索、没药活血化瘀，通络止痛；威灵仙、木瓜、徐长卿祛风除湿。诸药相伍可达补肾壮督、强筋壮骨、祛风除湿、活血止痛之效。本药主要用于治疗腰椎间盘突出症、腰椎管狭窄症、腰椎退行性病变、强直性脊柱炎等表现为腰部疼痛及下肢放射痛，双下肢麻木者。

强力风湿灵丸 1 号、2 号、3 号均为我院风湿科协定处方，由我院制剂室生产，每瓶 80g，每次服 10g，每日 3 次，饭后服。强力风湿灵丸 1 号适用面较广，可用于多种风湿痹痛；2 号偏于治疗人体上部疼痛，如颈椎病、肩周炎等；3 号偏于治疗人体下部疾病，如腰腿痛、足跟痛等。3 种药丸可配合汤剂同时内服，也可单独用于疾病的巩固阶段。

补肾通络丸 1 号

组成：制马钱子 50g，全蝎 100g，白芍 100g，甘草 100g，鹿筋 50g 等。共研极细粉，配成水泛丸。

功效：补肾强筋，祛风活血，通络定痛。

主治：风湿、类风湿关节炎及其关节僵肿变形，骨质增生症，肩周炎，急性腰扭伤，腰椎间盘突出症及其手术后遗症等。

服法：每次 3 ～ 5g，每天 2 次，温开水送服。

注意事项：

1. 服用本药丸量大后有可能出现的反应有：牙发紧或手足拘紧，偶见头晕。如出现上述反应，多喝绿豆汤或浓糖水或凉开水或生甘草 30g 水煎服可解。下次再服需稍减药量，以不出现反应为度。

2. 本药丸每天服两次，从小量服起，逐渐加量，饭前饭后均可。

3. 感冒发烧时暂停本药丸。

禁忌：高血压、冠心病患者慎服，孕妇忌服。

按：方中鹿筋补肾助阳，强筋壮骨；全蝎祛风除湿，通络止痛；白芍、甘草养血濡筋，缓急止痛；马钱子开通经络，透达关节。诸药相伍，扶正祛邪，标本兼治，共奏补肾强筋、祛风活血、通络定痛之效。临床应用多年，对各类风湿痹痛有较好的疗效。

二仙蠲痹汤

组成：仙茅 10g，淫羊藿 20g，杜仲 30g，狗脊 20g，制附子 10g，桂枝 10g，羌活 15g，独活 15g，防风 10g，当归 15g，鸡血藤 30g，络石藤 20g，川芎 10g，砂仁 10g，白豆蔻 10g。

功效：温阳散寒，祛风除湿。

主治：风寒湿痹偏于肾阳虚者。

按：《灵枢·百病始生》说："风雨寒热不得虚，邪不能独伤人。卒然逢疾风暴雨而不病者，盖无虚，故邪不能独伤人。"《素问·评热病论篇》："邪之所凑，其气必虚。"对于痹证而言，"其气必虚"主要指卫气虚。"脾为卫之主，肾为卫之根"，卫气虽源于脾胃，而实根于肾阳。临床每易见肾阳不足，命门火衰之人最易患风寒湿痹。故温补肾阳乃治本之举，祛风散寒除湿仅为治标耳！方中以仙茅、淫羊藿、杜仲、狗脊、制附子温壮肾阳，兼以散寒除湿。羌活、独活、防风祛风散寒除湿，配用当归、鸡血藤等养血活血之品，其用意有三：一为痹者闭也，诸邪痹阻经络，气血运行不畅每易致痹，现代研究也发现，痹证早期即存在微循环障碍；二为寓有"治风先治血，血行风自灭之意"；三可以制约诸般热药之燥性，以防过用耗伤阴血。

牛角解毒汤

组成：水牛角 30g，蒲公英 30g，紫花地丁 30g，天葵子 30g，地龙 15g，赤芍 30g，鸡血藤 30g，僵蚕 10g，薏苡仁 50g，桂枝 10g，生地黄 30g，砂仁 10g，白豆蔻 10g。

功效：清热解毒，利湿定痛。

主治：热痹，包括类风湿关节炎、风湿热及痛风等风湿病的活动期，以关节红肿热痛、痛势较剧、舌红、苔黄腻、脉滑数为特征。

加减：高热甚者加生石膏，肿甚加防己、泽兰。

按：热痹多见于素体阳气偏盛，内有蕴热或阴虚阳亢之体感受外邪，外邪每易从阳化热，或风寒湿邪久滞经脉郁而化热。方中重用水牛角凉血解毒，水牛角乃血肉有情之骨药，用于治疗风湿等骨病，有同气相求之妙；蒲公英、紫花地丁、天葵子乃取五味消毒饮之意，甘寒解毒而不伤正；地龙、赤芍、鸡血藤活血通络；僵蚕、薏苡仁化痰祛湿消肿。单用解毒之品，恐有凉遏之弊，反佐以桂枝，辛温宣散，使热邪易透，湿邪易除。热之所至，其阴易伤，故配以生地黄，且《神农本草经》载"干地黄逐血痹，填骨髓，长肌肉……除痹"。

河车骨痹汤

组成：紫河车 10g，狗脊 30g，杜仲 30g，骨碎补 20，炙龟甲 20g，山茱萸 20g，金钗石斛 30g，延胡索 30g，全蝎 10g，炮穿山甲 3g(研末分 2 次冲服)，僵蚕 10g，白芥子 10g，鸡血藤 30g，砂仁 10g，白豆蔻 10g，焦白术 15g。

功效：补肝肾，强筋骨，化痰瘀，止痹痛。

主治：顽痹久痹属肝肾精血亏虚，痰湿瘀血痹阻经络，症见关节肿大变形者。

加减：颈项强痛者加葛根、羌活；腰痛者加川续断、桑寄生；膝关节痛者加怀牛膝、独活；痛甚者加制乳香、制没药、制川乌、制附片、细辛；湿热甚者减补肾药量，合用四妙散。

按：顽痹久痹的病机主要是肝肾精血亏虚，痰湿瘀血痹阻经络。故以滋补肝肾，强筋壮骨治其本，化痰逐瘀通络治其标。方中紫河车为血肉有情之品，能大补精血，其补益作用远胜于他药。狗脊、杜仲、骨碎补温补肾阳，炙龟甲、山茱萸、金钗石斛滋补肝肾之阴，充分体现了张景岳"善补阳者，必于阴中求阳，则阳得阴助而生化无穷；善补阴者，必于阳中求阴，则阴得阳升而泉源不竭"的思想。痹证日久，邪气久羁，深入经髓骨骱，痰瘀痹阻，经脉不达，即所谓"久病入络""久痹多瘀"。轻则疼痛不移，重则关节变形，故配用全蝎、炮穿山甲、僵蚕等虫蚁搜剔之品，赵和平主任医师认为其穿透筋骨，通达经络，破瘀消坚之功远非草木之品所能及。

葛根颈痹汤

组成：葛根 30g，白芍 30g，桂枝 15g，川芎 10g，羌活 15g，鸡血藤 30g，海风藤 30g，络石藤 30g，僵蚕 10g，全蝎 10g，桑椹 30g，女贞子 20g，墨旱莲 20g，仙茅 10g，淫羊藿 20g，焦白术 15g。

功效：补肾活血，祛风通络。

主治：颈椎病引起的颈项强痛，转侧不利，肩背痛，上肢麻木等症。

加减：肾精亏甚者，加炙龟甲、紫河车；肾阳虚者，加狗脊、川续断、杜仲；湿盛者，加茯苓、泽泻；头晕失眠者，加生龙齿、生龙骨、生牡蛎、钩藤；瘀血较甚者，加广三七粉、制乳香、制没药。

按：方中葛根为治疗颈椎病之专药，具有解痉，缓解肌肉痉挛，改善大脑血液循环的作用。桂枝、白芍调和营卫，桑椹、女贞子、墨旱莲滋补肝肾之阴，仙茅、淫羊藿温补肾阳，诸藤活血祛风通络，僵蚕、全蝎虫蚁搜剔，以通久痹之络，白术健脾以除生湿之源。

三仁通痹汤

组成：杏仁 10g，白豆蔻 10g，薏苡仁 50g，滑石 30g，通草 6g，竹叶 10g，厚朴 6g，半夏 15g，海桐皮 30g，汉防己 20g，姜黄 15g，鸡血藤 30g，忍冬藤 30g，土茯苓 30g，蒲公英 30g，全蝎 10g。

功用：清热利湿，通络止痛。

主治：感受湿热或寒湿郁久化热而成的湿热痹，症见关节或肌肉疼痛，重着或酸困，痛处有灼热感，遇热或雨天痛增，活动后痛减，口渴，小便短赤，舌苔黄腻，脉濡数或滑数等。

按：《素问·痹论》云："风寒湿三气杂至，合而为痹也。"此言风寒湿痹，其实，临床中湿热痹亦不少见，随着时代的变迁，人们饮食习惯的改变，疾病谱也在悄然发生改变。我们发现，现在湿热或痰湿体质的人越来越多，素体内有湿热或感受湿热之邪，均能导致湿热痹。方中三仁汤宣上、畅中、渗下，所加之品多为清热利湿，活血通络定痛之品，湿热分消，经络通畅，痹痛自愈。

土茯苓汤

组成：土茯苓 30g，防己 10g，防风 10g，地龙 10g，萆薢 30g，苍术 10g，黄柏 10g，川牛膝 10g，威灵仙 10g，忍冬藤 30g，青风藤 30g，秦艽 10g，延胡索 15g，生地黄 30g，白芍 30g，当归 15g，甘草 10g。

功用：清热利湿，活血止痛。

主治：诸般痹证辨证以湿热为主者。

按： 当今社会，湿热体质者日渐增多，湿热痹证亦属常见，热之所至，其阴易伤，故辅以生地黄、白芍、当归等养血之品则无斯弊。以此方加全蝎、僵蚕等配成丸药名之曰土茯苓丸，治疗湿热痹及痛风等病疗效亦佳，现为我院特色制剂之一。

通络逐瘀汤

组成：熟地黄 30g，当归 15g，赤芍 15g，白芍 15g，川芎 10g，土鳖虫 10g，地龙 10g，鸡血藤 30g，络石藤 15g，丝瓜络 15g，甘草 6g。

功用：活血化瘀，通络止痛。

主治：诸般痹证辨证属于血虚夹瘀者。

加减：痛甚者加乳香 10g，没药 10g；肾虚者加狗脊 30g，骨碎补 20g；日久不愈者加全蝎 10g，蜈蚣 1 条，穿山甲 6g。

按： 我们常用此方治疗腰椎间盘突出症。本类患者多有外伤史或长期持重劳作慢性劳损史。患者可表现为突然起病，腰痛伴下肢放射状疼痛，疼痛多较剧烈，甚则翻身转侧困难，部分患者可伴有小腿和足部麻木，下腰椎棘间或椎旁压痛，直腿抬高试验阳性，小腿外侧或后外侧感觉减退，舌苔薄白，舌边紫暗，脉弦等。本方对减轻神经根水肿，改善患者疼痛、麻木等症状有明显的效果。也可用于血虚夹瘀之其他疾病。

化痰逐瘀汤

组成：桃仁 10g，红花 10g，当归 10g，川芎 10g，生地黄 30g，白芍 15g，制天南星 10g，僵蚕 10g，土鳖虫 10g，地龙 10g，鸡血藤 30g。

功用：化痰逐瘀。

主治：痹证及头晕、脑震荡、高脂血症等辨证属于痰瘀互结者。

加减：头晕健忘者加石菖蒲 10g，远志 10g；失眠多梦加酸枣仁 30g，延胡索 30g，首乌藤 30g，合欢皮 20g；夹气虚者加黄芪 30g，党参 30g；夹有痰火者加全瓜蒌 30g，黄芩 15g；肢体麻木疼痛者加桑枝 30g，桂枝 15g。

按：本方适用于痰瘀互结证，此类患者多面色晦暗，形体多肥胖，舌质暗，苔白腻或黄腻，脉弦滑。血液流变学检查可见血质黏稠、血脂增高。我们以上方加入全蝎、穿山甲、山慈菇、皂角刺等制成丸剂，名之曰化痰逐瘀丸，广泛应用于痹证、头晕、癥瘕积聚、乳癖等疾病，取得了满意疗效。

三仁温胆汤

组成：陈皮 10g，法半夏 15g，茯苓 30g，炙甘草 6g，枳壳 10g，竹茹 10g，杏仁 10g，白豆蔻 10g，薏苡仁 30g，厚朴 10g，竹叶 15g，通草 10g，滑石 30g。

功用：清热利湿，化痰降逆。

主治：痰湿内阻所致的痹证、颈椎病所致的眩晕、头痛及胃脘痛、失眠、黄褐斑、脱发、口腔溃疡等。

加减：湿胜者加藿香 10g，茵陈 30g；痰甚者加石菖蒲 15g，远志 15g；夹有内热者加黄芩 15g，蒲公英 30g；呕恶甚者加紫苏叶 10g，黄连 6g；头晕甚者加天麻 15g，钩藤 15g；头痛者加土茯苓 40g，僵蚕 10g；胃脘胀痛者加砂仁 10g，白豆蔻 10g；失眠者加合欢皮 30g，首乌藤 30g；黄褐斑者加大青叶 10g，黄芩 10g，白花蛇舌草 30g，土茯苓 30g，益母草 30g；脱发者加透骨草 30g，败酱草 30g，土茯苓 30g，木槿花 10g；反复口腔溃疡者加茵陈 30g，藿香 15g，海桐皮 20g；夹有外感者加金银花 30g，连翘 20g。三仁温胆汤能宣上、畅中、渗下，能祛湿化痰，应用本方关键是要抓住痰湿内阻这一病机，临证凡见舌苔厚腻、脉弦滑者均可采用本方加减化裁。

二术饮

组成：苍术 30g，白术 30g，生薏苡仁 30g，茯苓 20g，藿香 15g，杏仁 10g，白豆蔻 10g。

功用：健脾助运，燥湿除痹。

主治：湿痹。症见患者关节或肌肉肿痛或重着，阴雨天加重，可伴见腹胀，腹痛，纳呆，嗳气，舌质淡胖，苔白腻或厚腻。

加减：气虚甚者加黄芪 30g，党参 30g；肿胀甚者加泽泻 15g，泽兰 15g；小便不利者加车前子 30g，炮附子 6g。

按：湿邪是形成痹证最基本的因素。正如《素问·痹论》所说："风寒湿三气杂至，合而为痹也。"如果没有湿邪的参与，就不会有痹证的形成。痹证之所以久治不愈或易反复发作，究其原因，就是湿邪在作祟。因为风邪易散，寒邪易温，热邪易清，而湿性黏腻，不易速除。脾虚为生湿之源，健脾乃治湿之本。方中苍术、白术益气健脾燥湿，以绝生湿之源，藿香芳香化湿，杏仁开宣肺气而利水道，白豆蔻理气燥湿于中，薏苡仁、茯苓淡渗利湿于下，诸药合用，健脾、宣上、畅中、渗下、芳香化湿诸法并施，湿邪得除，则湿痹自已。

增液蠲痹汤

组成：生地黄 30g，玄参 30g，麦冬 30g，石斛 30g，当归 15g，姜黄 15g，海桐皮 30g，桑枝 30g，络石藤 15g，鹿角 10g，陈皮 15g。

功用：养阴增液，蠲痹通络。

主治：阴虚痹证。症见骨节疼痛，筋脉拘急，运动时加剧，口干心烦，或关节红肿灼痛，变形不能屈伸，昼轻夜重，大便干结，小便短赤，舌质红，苔薄或少，脉弦细或细数。

加减：肾阴虚甚者加龟甲 15g，鳖甲 15g；痛甚者加全蝎 10g，延胡索 30g；腹胀者加砂仁 10g，白豆蔻 10g。

按：此类患者多素体阴虚或久用祛风除湿，香燥之品耗伤阴液。方中增液汤、石斛养阴增液，濡润经脉；当归养血活血；姜黄、海桐皮、桑枝、络石藤祛风湿，通经络；鹿角温肾阳促进阴药的吸收；陈皮理气，防止诸阴药滋腻。阴液得充，经脉得养，则痹证自除。我们据此方重用石斛，加全蝎、蜈蚣、僵蚕等虫蚁搜剔之品制成丸药名之曰"石斛蠲痹丸"，治疗阴虚痹取得了较好的效果，是我院特色制剂之一。

八珍五藤汤

组成：黄芪30g，党参30g，白术30g，茯苓15g，炙甘草10g，熟地黄30g，当归15g，川芎10g，白芍15g，鸡血藤30g，络石藤15g，首乌藤30g，海风藤30g，青风藤15g。

功用：益气养血，通络止痛。

主治：痹证辨证属于气血两虚者。症见关节疼痛，僵硬，活动不利，面白少华虚浮，形体消瘦，食少乏力，舌质淡红，苔薄白，脉沉细弱。

加减：痹证日久，关节肿大者加僵蚕10g，土鳖虫10g；畏寒怕冷甚者加淫羊藿30g，鹿衔草30g；食少纳差者加生谷芽30g，鸡内金10g。

按：凡患痹证者，大多都存在气血不足，素体虚弱，或产后或久病耗伤气血，复感受风寒湿邪，或痹证日久导致气血亏虚，经脉失养者，本方均有良效。方中八珍汤、黄芪益气养血，五藤蠲痹通络，气血足，经络通，则痹自已。

丹栀效灵丹

组成：牡丹皮12g，栀子10g，白芍30g，当归15g，柴胡10g，白术10g，茯苓10g，薄荷6g，丹参15g，制乳香10g，制没药10g，鸡血藤30g。

功用：疏肝解郁，理气活血，通络止痛。

主治：纤维肌痛综合征。症见项背、腰骶、四肢关节肌肉疼痛，呈胀痛或刺痛，喜叹息，易怒，口干、口苦，夜寐多梦，神疲乏力，疼痛多与情绪波动有关，舌质暗红有瘀点、苔薄黄，脉弦细。

加减：寐差者加合欢皮 20g，首乌藤 30g；痛甚者加酸枣仁 30g，延胡索 30g；痛久入络者加全蝎 10g，僵蚕 10g，土鳖虫 10g。

按：纤维肌痛综合征为西医病名，是一种非关节的风湿综合征，以慢性广泛性肌肉骨骼疼痛、僵硬为特征。该病以中青年女性多见，实验室检查无阳性发现。本病属中医学周痹范畴。明代李梴在《医学入门》中说："周身掣痛者，谓之周痹，乃肝气不行也。"本病多因情志不调，忧思郁怒致使肝气郁结，气机不畅，血脉痹阻而致周身疼痛。故本病的治疗与"风寒湿三气杂至，合而为痹也"的痹证有所区别，其治疗的重点在于疏肝解郁，理气活血，而非祛风散寒除湿。方中丹栀逍遥散清肝火，疏肝气，令其气血条达，配以活络效灵丹及鸡血藤活血化瘀，通络定痛。

强力风湿液

组成：生草乌 10g，生马钱子 15g，祖师麻 15g，细辛 10g，洋金花 10g，威灵仙 10g，秦艽 10g，防己 15g，鸡血藤 20g，苏木 10g，青风藤 30g，当归 15g，地龙 20g，樟脑 10g，冰片 10g。上药加入 75% 酒精 4000mL 中浸泡 15 天后即可应用。

功效：温经散寒，祛风除湿，通络止痛。

主治：诸般痹证。表现为肢体关节、筋骨、肌肉疼痛，麻木，屈伸不利，或关节肿胀等。

用法：外搽患处，每日三次。

注意事项：忌口服，皮肤有创伤或溃疡者忌用，孕妇禁用。

按：外治是治疗风湿痹痛必不可少的疗法，药酒外擦有其独特的疗效，尤其对胃肠功能不好，内服中药困难的患者显得尤为重要。生草乌、马钱子、细辛、祖师麻、洋金花为方中主药，具有较强的祛风除湿、散寒止痛、活血消肿的作用；配以威灵仙、青风藤、秦艽、防己祛风除湿；鸡血藤、苏木、当归、地龙养血活血通络；樟脑、冰片辛香走窜，有较强的渗透作用，能加强诸药止痛之功；以白酒为溶媒，可通血脉。诸药相伍有温经散寒，祛风除湿，通络止痛之功效。

熁渍 0 号

组成：羌活 30g，独活 30g，秦艽 20g，威灵仙 30g，制川乌 20g，制草乌 20g，桂枝 50g，海风藤 50g，青风藤 50g，制乳香 40g，制没药 40g，细辛 10g，当归 30g，川芎 30g，赤芍 20g，桃仁 20g，红花 20g，地龙 30g，土鳖虫 20g，雷公藤 20g。上药粉碎成粗面，装入布袋中，每袋重 250g，备用。

功用：祛风散寒，活血化瘀，通络止痛。

主治：颈、肩、腰、腿痛及各种疼痛、麻木等辨证属于寒湿内阻、瘀血阻滞者。

用法：取上药袋 1 个，用温水浸泡 5 分钟，用手挤去水，用毛巾包好，放入电饭煲中蒸热 15 分钟，先把毛巾取出，稍凉，放于患处，然后将药包放于毛巾上，外用塑料布盖好，以防热量散发，每次 30 分钟，每日 1 次，每袋药可用 3～5 天。

熁渍 1 号

组成：海桐皮 50g，海风藤 50g，络石藤 100g，桑枝 50g，忍冬藤 60g，鸡血藤 60g，当归 30g，川芎 20g，赤芍 20g，桃仁 20g，红花 20g，地龙 30g，土鳖虫 30g，青风藤 30g，秦艽 20g，威灵仙 30g。上药粉碎成粗面，装入布袋中，每袋重 250g，备用。

功效：清热除湿，祛风活血，通络止痛

主治：湿热痹证。

用法：同上。

按：外治法直接作用于局部，取效较快，但药效短暂，内治法调理脏腑功能，调畅气血，取效较缓，但见效后比较持久，内外合治则可优势互补，取效较快且效果持久，故采用内外结合的方法施治于患者，多能取得较为巩固的疗效。

儿宝 1 号方

组成：桑叶 10g，菊花 10g，川贝母 10g，桔梗 10g，柴胡 12g，黄芩 10g，僵蚕 10g，蝉蜕 6g，太子参 15g，黄芪 10g，蒲公英 10g，紫花地丁 10g，槟榔 10g，焦三仙各 10g，罗汉果 1 枚。

功效：疏风解表，清热解毒，益气健脾，消食导滞。

主治：小儿内热外感兼脾虚食滞者。

儿宝 2 号方

组成：太子参 15g，焦白术 10g，茯苓 10g，甘草 6g，大枣 10g，山药 10g，砂仁 6g，木香 6g，薏苡仁 15g，金钗石斛 10g，鸡内金 10g，焦三仙各 10g，罗汉果 1 枚。

功效：补气健脾，消食助运。

主治：脾气虚所致的小儿反复呼吸道感染，多汗，泄泻，厌食，遗尿，生长发育缓慢等。

加减：反复呼吸道感染者加紫河车 6g，黄芪 10g；汗多者加桑叶 10g，黄芪 10g，五味子 6g；泄泻者加葛根 10g，羌活 6g；厌食者加槟榔 10g，大黄 1g；遗尿者加白果 6g，桑螵蛸 10g；生长发育缓慢者加紫河车 10g。

根据病情的需要，可参考以上处方配制成膏方，便于口服，亦可水煎服。

十堰市中医医院新冠肺炎防治方

1. 普通人群防疫方

组成：桑叶 15g，紫苏叶 15g，枇杷叶 15g，板蓝根 12g，贯众 10g，玄参 15g，芦根 15g，金银花 10g，葛根 20g，藿香 10g，青蒿 10g，甘草 6g，水煎服。

功效：解表透邪，芳香化浊，清热解毒。

主治：用于新冠肺炎的预防和治疗。也可用于普通感冒、流行性感冒、咳嗽、咽痛、发热等病证的治疗。

2. 儿童防疫方

组成：柴胡 10g，黄芩 6g，法半夏 6g，太子参 10g，生姜 2 片，大枣 10g，连翘 10g，金银花 10g，芦根 10g，山楂 10g，甘草 6g。

功效：扶正祛邪，和中消食。

3. 体虚人群防疫方

组成：黄芪 20g，白术 15g，防风 10g，金银花 10g，藿香 10g，芦根 15g，连翘 15g，太子参 15g，茯苓 15g，陈皮 6g。

功效：益气健脾，化湿解表。

按：2019 年 12 月，武汉的新冠疫情暴发，并迅速蔓延。2020 年 1 月 12 日，我院组织中医专家研究对策，我们是专家组的核心成员，经过研究，拟定了以上三个处方，十堰市卫健委将其纳入十堰市新冠肺炎的中医防治方案，并向社会公布处方，既为市民提供了方便，也为十堰市新冠肺炎疫情的控制做出了贡献。2020 年 2 月～3 月，我们在驰援武汉期间服用的处方即是普通人群防疫方的免煎颗粒。

验方一束

临证一得 |

神经性皮炎与复方斑蝥酊

1989 年，我考入了河北中医学院，彼时家父患颈部神经性皮炎已经二十余年了，他常常瘙痒难忍，直至抓破出血，痒才能止住，结痂后仍痒，痛苦难当。他曾辗转于北京、天津等地的权威医院治疗数载，也常求治于走方医生，记得小时候，我还为他找过桃树枝当药引子，但仍是久治不愈，于是他发出感叹："恐怕这辈子是好不了啦！"

这件事我感触很深，并下定决心一定给他治好。后来我读书的时候很留意这方面，终于有一天，我从书中找到一个方子，我的直觉告诉我这个方子很可能将他治愈。当晚，我写信告诉他这个喜讯。收到信后，他笑了，他认为，北京、天津的大医院都没治好，你一个孩子能治好？他很不相信。

大概是 1992 年的暑假，我回到家，到乡里的徐家药铺买药，如法制好。七天后开始给他外用。不久，奇迹出现了，痒的症状越来越轻，皮损逐渐变薄，几个月后，竟得到了治愈。近三十年过去了，父亲的神经性皮炎一直未复发。后来的几年里，我用此法又治愈了 10 余例比较顽固的神经性皮炎患者，因为我用斑蝥比较多，徐家药铺的徐先生进了许多斑蝥，直到毕业后我被分配到了邢台工作，从此他的斑蝥便无人问津。

多年来我一直珍藏着这首治疗神经性皮炎的神奇药方——复方斑蝥酊，该方为邢玉洲先生所拟，由斑蝥 4g，雄黄 6g，铜青 6g，苦参 30g，冰片 6g 组成，诸药共研粗末，泡入 500mL75% 的乙醇中，密封容器，七天后即成。用时，以棉签蘸药液搽患处，一日 2 ～ 3 次。经临床观察，一般 3 天即可见效，但一天之内不可擦用次数太多，使用太多有可能皮肤起疱，因斑蝥有发疱作用，当慎之。

全身起疱与三棱、莪术

1993 年夏天，我们村有一个老太太患了一种怪病，她全身起疱，大者如核桃，小者如黄豆，疱里面是黄水。一个月前曾发作过一次，用头孢菌素等西药缓解了，但这次再用上法无效。遂邀我出诊。当时正值酷暑，老太太半躺半卧，流出的黄水散发出一种怪味，几只苍蝇久久不愿离去，真是惨不忍睹。

详细诊查后，我告诉患者家属，明天到我家中取方，我回去想想办法。我平时爱看一些奇难怪证方面的书，而且家中藏书颇丰。晚上我查阅了很多书，最后终于在《万病回春》《验方新编》等书中找到了本病，治疗方法是三棱三钱，莪术三钱，研末，黄酒冲服。鉴于患者舌亦有疱，酒刺激性强而改用温水送服。

三天后大疱已消，后来再起者仅如豆粒大，共服药一个星期就好了。病虽治愈，但是这个病的机理是什么？为什么用三棱，莪术有效？尤其是古人怎么想到用这两味药？这一直是个谜。

化痒汤治疗双手骨内奇痒

化痒汤见于《石室秘录·卷四·奇治法》，原文曰："如人觉肠胃中痒而无处扒搔者，只觉置身无地，此乃火郁结而不散之故。法当用表散之药，方用柴胡三钱，白芍一两，甘草二钱，炒栀子三钱，天花粉三钱，水煎服即愈。（批：化痒汤）"

详审本方，实为从肝火郁结论治，白芍养肝，柴胡疏肝，栀子清肝，甘草缓肝，用天花粉可以清火化痰，因为陈士铎认为"清火而加入消痰之药者，有火必有痰也"。我们曾用本方治疗过多例体内痒而搔抓不到者，均获良效。

1992年2月3日，这天是大年三十，本家的一个奶奶（我们称之为二奶奶）来家里找我看病，当时她已年近八旬。她向我诉说了她的苦恼，原来她自觉两手骨内奇痒已有月余，经中西医多方治疗未效。就诊时两手有抓伤痕迹。自诉骨内奇痒，抓不着，异常痛苦。观其面色红润，舌红苔薄，我诊为肝经有郁火，当火郁发之，遂处以化痒汤：白芍30g，柴胡6g，天花粉9g，栀子9g，甘草6g，5剂，水煎服。次日早上，也就是大年初一，我出诊去给村里的一位老人做针灸，路过二奶奶的家门口，二爷邀请我到家里坐坐，到了屋里，我没敢问效果，我只是问二爷抓药没有，二爷说："你的药非常管用，昨天晚上熬了你二奶奶吃了一次，今天早上已经不痒了。"这的确超出了我的想象，对初入医林的我真是莫大的鼓舞。因为这次经历，使我更加喜欢读陈士铎的书，如《辨证奇闻》《洞天奥旨》《本草新编》等，确实学到了许多很独到的东西，我用本方加减曾治疗过咽痒、食道痒、膝关节内部痒、肛门痒等多种疾病，只要是肝郁化火引起的，大多可获良效，本方尤其适用于身体内部痒，抓之不到者。

止痒汤——止痒之妙方

止痒汤是黄煌老师的高徒梁佑民博士治疗皮肤病的常用经验方，本方由越婢加术汤、麻杏苡甘汤、麻黄连翘赤小豆汤合方加减而成。

其组成如下：麻黄 5g，杏仁 10g，生石膏 20g，甘草 10g，生苍术 20g，生薏苡仁 20g，连翘 20g，赤小豆 20g，白鲜皮 10g，大枣 20g。

黄煌老师认为，越婢加术汤与麻杏苡甘汤均可以治疗皮肤痒，两方均可以除湿，但麻杏苡甘汤证病位较浅，仅仅是汗后当风，是风湿在表，故麻黄仅用半两，微微发汗即可，而越婢加术汤证是湿热在里，表有风寒，故汗多，水肿明显，而且汗多而肿不退。麻黄连翘赤小豆汤用于体格壮实，皮肤瘙痒或渗液黏稠发黄，浮肿者。止痒汤为三方之合体，故内外表里之湿热均可祛除。据梁博士经验，符合麻黄连翘赤小豆汤或越婢加术汤体质，食欲佳或旺盛、基础健康良好、无麻黄禁忌证者均可应用。其加法为：皮肤红、干燥、脱屑、扪之热烫（他觉）且食欲与消化功能良好不受影响者，加生地黄 20～100g；便秘而大便干硬者，加制大黄或生大黄 5～10g（后下）；皮损严重或修复缓慢，心肾功能健全无水肿者，生甘草可加至 20～30g；小便黄者，加滑石 10～20g；麻黄证明显（不易出汗、浮肿等）且心功能良好无心慌、心悸者，麻黄可逐步加量至 10～15g；瘙痒感严重者，白鲜皮加量至 15g，赤小豆加至 30g；兼见哮喘、过敏性鼻炎等呼吸系统与皮炎同时加重者，可异病同治，口鼻分泌物（痰涎、鼻涕）多而清稀者，可加干姜 5g，五味子 5～10g；对婴幼儿患者，应从小剂量用起，麻黄 1～2g 即可起效，无需大剂量。

案 1：吴某，男，41 岁，患者素有痛风，体格健壮，右拇趾红肿热痛反复发作，于 2020 年 5 月 6 日诊，查血尿酸 649mmol/L，肌酐 128μmol/L，余令其口服大柴胡汤合桂枝茯苓丸两月余，痛风止，血尿酸及肌酐恢复正常。2021 年 7 月 22 日患者因荨麻疹而来就诊。患者诉痛风一直未发，近一个月，身上泛发皮疹，时起时落，色红，已打抗过敏及激素类药 10 余日，打针后缓解，药力一过即发，现仍口服西替利嗪。诊见：患者面色微红，四肢胸背均有皮疹，色微红，舌质红，苔腻，舌下瘀紫，脉沉。处以止痒汤：麻黄 8g，杏仁 15g，生石膏 30g，甘草 10g，苍术 10g，生薏苡仁 40g，连翘 30g，赤小豆 30g，白鲜皮 20g，大枣 20g，赤芍 30g，路路通 15g，5 剂，水煎服。

2021 年 8 月 3 日复诊：服上次药 2 剂后皮疹消失，前天吃鱼，现右胁下及颈部起皮疹，色红，舌质红，苔稍腻，脉沉。上方 5 剂。

2021 年 8 月 12 日患者微信告知，药后皮疹已消，未再痒。

案 2：孔某，男，3 岁，2019 年 6 月 1 日初诊。患儿头部、臀部及双手患湿疹半年余，瘙痒不能入睡，口服及外用中西药物效果不显。刻诊：患儿肤白，微红，略胖而壮，皮疹散发，色微红，有抓痕，局部流水，双手背起小疱如小米粒大，鼻孔已溃烂，痒甚，舌质微红，苔白，脉沉。处以止痒汤：麻黄 3g，杏仁 6g，生石膏 15g，甘草 6g，苍术 6g，生薏苡仁 10g，连翘 15g，赤小豆 10g，白鲜皮 6g，大枣 10g。5 剂，免煎颗粒，日 2 次，饭后冲服。

2019 年 6 月 7 日二诊：皮肤瘙痒明显减轻，抓破处已基本收口，已能安睡，上方 5 剂。

2019 年 6 月 16 日三诊：皮疹基本消失，微痒偶抓，上方继服 5 剂，以兹巩固。

近来我们应用本方治愈了许多荨麻疹、湿疹及各种顽固性瘙痒症，我们体会，本方对于热性体质、实性体质者效佳，舌下瘀紫或静脉充盈者，可加赤芍 30g，痒甚者加路路通 10 ～ 15g。

治温五要与双解汤

温病与伤寒病因不同，治法迥异。通过对《温病条辨》《伤寒温疫条辨》等温病专著的学习和跟师临证，我们对温病有了进一步的认识是，并认为以下几个要点颇具指导意义。

一、治温要清热解毒

温病有新感温病与伏气温病之分。新感温病，多系内有蕴热，又感受外感，其热即陡发而成温病。伏气温病，多系脏腑间蕴热成毒，突发而成温病。它们的共同之处就是脏腑间先有蕴热，故温病初起即应清热解毒，消除病之内因。清热解毒药常用的有黄芩、黄连、蒲公英、紫花地丁、天葵子、板蓝根等。

二、治温要透邪

温病既为郁热，当遵"火郁发之"之旨，宣散郁结，疏瀹气机，透邪外达，若徒执寒凉，只清不透，则邪无由出，气机更形冰伏。杨栗山多用僵蚕、蝉蜕透邪外达，张锡纯善用薄荷、连翘。赵和平老师常用菊花、薄荷，我们则用桑叶、菊花，甚者加僵蚕、蝉蜕。

三、治温要养阴

温病易于化燥伤津，尤其是素体阴虚者。因温为阳邪，在温病发热过程中，体内或多或少总要遭受耗损的。正如吴鞠通所说："热之所过，其阴必伤。""盖热病未有不耗阴者，其耗之未尽则生，尽则阳无留恋,必脱而死也。"可见养阴之重要了。尤在泾说:"温邪之发,阴必先伤,设有当行解散者,必兼滋阴之品于其中,昔人于葱豉汤内加童便,于栀子豉汤中加地黄、麦冬,亦此意也。"同时,滋阴也有助于退热及通便。温热病早期多伤肺胃之阴,主要用大剂量生地黄、玄参、麦冬。后期多伤肾阴,可用鳖甲之属。章次公先生认为在温病治疗中,一遇舌干无津,虽有黄糙苔,养阴药即有必要,等到舌红少津再养阴,就太迟了。实为经验之谈。我们常用增液汤来养阴,如果患者胃肠功能差,易腹泻,可以用芦根、白茅根。

四、治温要早用通下

通下法是治疗温热病最能立竿见影的方法,使用通下的目的在于驱逐邪热,保存阴液,故并非必用于便秘者,即吴又可提出的"逐邪勿拘结粪","承气本为逐邪而设,非专为结粪而设也"。如坐等燥屎形成再用下法,则会贻误战机,延长病程。因为在体内出现燥结时,一般阴液已有较明显的损伤,此时即使用下法,邪热燥屎得除,正气也已大伤,恢复较慢,所以早用通下以除邪热于萌芽具有重要意义。正如吴又可所说:"乘人气血未乱,肌肉未消,津液未耗,病人不至危殆,投剂不至掣肘,愈后亦易平复。"通下最常用者为大黄、芒硝。

五、治温要利小便

吴鞠通说:"温病小便不利者,淡渗不可与也,忌五苓、八正辈。"其实,利小便的目的在于给邪热一个外出的通道,在配伍大量养阴药的同时配用适量的甘淡利湿药不会有竭阴之弊。先贤杨栗山治温十五方中有七方配用了利小便药,如神解散、小复苏饮中的木通、车前子等,他常用的利小便药有车前子、木通、茯苓、泽泻、竹叶、滑石等,我们常用利小便药为茯苓、泽泻、猪苓。

昔者,刘完素制有双解散,杨栗山有增损双解散,我们根据先贤们的经验制有双解汤,应用多年来,疗效尚好。其组成为:生地黄30g,玄参30g,当归10g,桑叶10g,菊花10g,黄芩10g,黄连5g,木香

10g，川牛膝 10g，茯苓 10g，泽泻 10g，大黄 10g（后下），芒硝 10g（冲服）。应用时可随证加减，据病情而定药量。其中大剂生地黄、玄参坐镇，水以制火，并不嫌芩连之燥，茯苓、泽泻之利，大黄、芒硝之下，且给病邪三个出路，使病邪顿挫。木香为疏理气机、保护胃气之用。应用本方应注意以下事项：①应空腹服，否则易出现腹胀、腹痛；②药后半小时可辅助拍打合谷穴，以助排便，大多数患者在泻数次后即见明显好转；③禁食肉食及辛辣之物。

双解汤的临床应用

　　随着时代的变迁，疾病也在发生着变化。比如感冒，在 20 世纪 70 年代，感冒基本上都是风寒感冒，吃点发汗药，一出汗就好了。到了 90 年代，风热感冒又多了，再按原来的办法发汗就不管用了。

　　现在呢？大家都知道，现在用得最多的是银翘片等辛凉解表药，效果又如何呢？效果不好。究其原因，我觉得现在的感冒并非单纯的风热感冒，而很多都是伏气温病，即身体里面先蓄积内热，然后内热外发，正如杨栗山所说："虽有表证，实无表邪。"

　　现在许多外感高热，都属于这种情况。我们对本病进行了深入研究，参考古人经验，认为刘河间的双解散最为恰当，我们对其加减，改散为汤，名之为双解汤，它能使病邪由肌表和二便排出，使热势顿挫。多年来我们应用双解汤治疗各科杂病取得了令人满意的效果。

高热案

　　某男，12 岁，1999 年夏，患高热，住邢台市某医院，经输液治疗 10 余日，高热不退，后来求我诊治。患者高热 40℃，体瘦，面赤，大便不畅，纳呆，舌质红，苔黄，脉滑数，处以双解汤，其中用大黄 10g（后下），芒硝 10g（冲服），并加生石膏 90g，羚羊角粉 2g（冲服），三剂。当晚泻下数次，次日体温降至正常。食欲大增，嘱忌进肉食。以前患儿每年都易发热，此后数年来未再发热。我认为不再发热的原因就在于清除了体内的积热。

　　除了治疗外感热病外，双解汤也广泛应用于临床各科，如咽喉肿痛、腮腺炎、胃肠病、痤疮等病。应用的要点为舌质红，苔黄腻，有时在有把握的情况下，不等舌苔黄，只要舌质红、苔白厚而干就可应用。

腹痛案

张某，男，40 余岁，某晚喝酒吃肉较多，晚上 11 时开始腹泻，村医输以诺氟沙星等药，次日腹泻止，但开始腹剧痛，服止痛药无效。后送到邢台市某医院住院治疗，治疗一周疼痛未止，也未查明原因。其弟邀我到医院诊视。我问他大便如何？他说已 7 天未解。我说这就是腹痛的原因，应该吃泻药通之。

次日患者出院，邀我到患者家中再诊，处以双解汤加减，一剂，泻下数次痛止。这个病例说明在病人体内毒素未排出之前，不能盲目止泻，应该注意通因通用。诺氟沙星等药有止泻作用，但也有闭门留寇之弊，应注意其副作用。

高某，男，45 岁，1994 年 8 月 8 日就诊。患者几个月前患腹泻，自购诺氟沙星胶囊口服，腹泻止，然后出现头痛，且头痛越来越甚，还伴发烧。后到邢台市某医院住院治疗。医院怀疑是结核，但未确诊，随即到石家庄市某医院治疗，仍怀疑是结核，做结核杆菌培养阴性。因头痛较剧又怀疑是脑囊虫病，但亦无实据。

后又转回邢台市某医院，诊为脑积水，而行手术，手术后，病人再也未能开口说话，但发热退了，终因不治而出院回家。后来邀我们到他家出诊。患者面色晦暗，舌质红绛枯萎而无苔，光如镜面。我们认为这是热证失下的恶果。原来他吃诺氟沙星大便止住后，接着就是大便数日不解，随即出现头痛发热。他的妻子说，他在住院时，口中臭味特别大，舌苔黄燥发黑起刺。（其实，这时用大承气汤或双解汤可能不出 3 剂就能好）手术后证由实转虚。

我接诊时患者已属肾阴肾精亏极，当时开的是大定风珠、三甲复脉汤等养阴药，虽然患者病情曾经一度好转，但最终还是病故了。这件事已经过去了二十几年，但我仍不能忘了这个病案。我的体会是：①大便是排出体内垃圾和邪毒的通道，应该保持通畅，如果不通了，那么我们医生就要想办法，当然通法也不只是用大黄、芒硝，还有很多方法；②这个病人虽然肾阴肾精亏虚，但也不能大剂养阴，要顾护患者的胃气，应该小剂量养阴兼以培养后天，因为再好的药也得通过胃气而起作用。我相信，如果再遇到类似的病证，我们很有可能治愈。

舌诊断病案

我在临床中很重视舌诊，因为舌诊比脉诊更容易把握，准确率比较高。下面举例说明。

胸闷案

张某，女，20岁，某纺织厂工人，2000年8月1日诊，胸闷年余，久治不愈，还曾住院治疗一个月，也未见效，西医检查未发现异常。病人除了胸闷别无不适。我见其舌边有瘀点，当即断为瘀血，因其条件所限，不能煎中药，于是处以血府逐瘀胶囊两盒，后来患者领别的病人来看病时说服完一盒就好了。虽然中医讲四诊合参，但有时一二诊即可定论。

胃痛案

马某，男，39岁，河北省保定市清苑区人，2005年9月10日诊，患胃病多年，久治不愈，患者在20世纪90年代初开始办厂，因业务上的原因，经常吃肥甘厚味，且饮酒较多，终因操劳过度和饮食不节而患胃病。经检查诊为胆汁反流性胃炎、慢性胆囊炎。来诊前曾服某老中医中药半年，观其处方，着重清热解毒，活血化瘀。药如蒲公英、板蓝根、黄芩、黄连、蒲黄、五灵脂等，可能考虑有炎症而用解毒，久病而用活血。

现胃脘胀满疼痛，不欲食，大便不利。观其舌质淡红，苔白厚腻，遂诊为湿邪困脾，阻滞气机。处以三仁汤原方：杏仁10g，白豆蔻6g，

跟名师　做临床
——医林伉俪三十年临证集粹

生薏苡仁 30g，半夏 15g，厚朴 10g，竹叶 10g，滑石 30g，通草 6g，3剂。几天后，他给我打电话说效果非常显著，基本上不痛了。我告诉他连续吃一段时间，一直吃到变为薄白苔为止，病也就好了。半个月后，他又给我打电话，说朋友来家中，一高兴喝了点酒，吃了些肉又加重了。

二诊：观其舌，舌质红，苔黄腻，我诊为湿热并重，处以甘露消毒丹加减，并告之，如果舌已不红，苔已不黄，即可改为三仁汤。后来他打电话告我舌苔已变薄白，胃已不痛。

此案给我的提示是，在临床中应该注重中医的辨证，而不要拘泥于某某炎症而误用、滥用清热解毒药；再者，舌是内脏的一面镜子，观舌诊病是一个很实用的学问，值得我们深入学习。

外伤致痿案

　　景某，女，40 岁，素体较胖，1994 年夏天的一个中午，从拖拉机上摔下，随即送医院救治，当晚出现高烧、昏迷，后来二便闭塞，经治疗月余，高烧退，但已骨瘦如柴，医院委为不治，令其出院。回到家中，附近医生都不愿应诊，这时正好我们夫妇毕业回家，患者家属邀请我们去看看，说死马当活马医。我们随即来到患者家中。见患者神志不清，口中喃喃自语，语声低微，面色无华，大便不通（每次都用数支开塞露才能通），仍在用导尿管导尿，饮食极少，舌质淡，脉微细。这种情况我们考虑，患者久热耗伤气血阴精，现大肉已脱，饮食极少，遵《灵枢·邪气脏腑病形》"阴阳形气俱不足，勿取以针，而调以甘药也"之旨，急当健脾恢复中气。处以小剂补中益气汤，日一剂，并按摩足三里、中脘。三天后患者神志转清，仍语声无力，稍加大药物剂量，又服三剂，患者饮食好转。后来我们又配合针灸治疗，一个月后，患者已能翻身，腿部已有温热感。患者及家属反复对我们说："何时能把大便通了就好了。"在这种情况给患者用大黄、芒硝等通便药是不行的，后来我们采用了张锡纯的硝菔汤，即把五斤白萝卜切成小块，先取一斤白萝卜，与 120g 朴硝同煎，把萝卜熬烂，捞出，再加入一斤新的，反复五次，取汁一大碗，原方要求顿服之，由于病人身体太弱，令其当晚服半碗，次晨服半碗，次日傍晚，腹中雷鸣，大便解下。从此大便恢复正常。病人及其家属又说："什么时候要能把导尿管去掉就好了。"于是我们又采用了朱良春先生应用蟋蟀的经验，时值秋天，我们到地里捉到一些蟋蟀，每天用两对研末，用补中益气汤冲服。几天以后，终于去掉了导尿管。之后胃气恢复，肌肉渐长。改用补肾强筋壮骨方剂，健步虎潜丸加减。治疗到十二月底，患者已能自己行走。年后基本恢复。2015年春节我与爱人回到邢台，见到患者依然体健。

在这里，我请大家思考一个问题，对于摔伤的患者，应该让患者先服什么药？这个问题很有意义。不仅可以避免很多麻烦，而且可以缩短病程。《黄帝内经》中说："人有所堕坠，恶血留内，腹中满胀，不得前后，先饮利药。"如果患者在发病之初，就先服通利二便的药物，后面就不会引起二便的闭塞，也不会引起高烧，治疗起来，就容易得多，也快得多，可惜很少有人注意到这一点。

杂病治肝验案二则

肝为将军之官，主卫外，内寄相火，又称雷火，很多病都和肝有关。清代名医魏之琇发现了这一奥秘，创制了一贯煎，应用甚广，从《柳洲医话》看，它的加减方法也很多。清代的王旭高更是治肝的高手，他认为"肝病最杂，而治法最广"。在他的《西溪书屋夜话录》中载有"治肝三十法"论述详尽，可供参考。山西省中医药研究院的朱进忠老师曾著有《难病奇治》一书，肝病治法，至此始为完备。通过对治肝法的学习，临床中有些难题可迎刃而解，这是我们早年的两个验案，供大家参考。

经期感冒案

苗某，女，28岁，每至月经前后即患感冒，头痛，鼻塞，流涕，乏力，就诊时病已3年，曾服玉屏风散、败毒散，多方治疗未能根治。肝为将军之官，主卫外，一般周期性的疾病，往往与肝有关。处以逍遥散三剂，下一个月月经前又服三剂，治愈。

气胎案

段某，女，35岁。1991年4月16日诊。患者十年前因与人发生口角，气愤异常，数日后即见小腹隆起，胀大如妊娠八九个月，辗转治疗数载，未见好转。诊见：腹大如前述，按之皮肤随手而起，无压痛，面色微赤，头目及两胁胀痛，心悸，气短，悲伤欲哭，喜叹息，不欲食，颇欲吐，口苦时干，小便短赤，经色黯红，舌红，苔薄微黄，脉沉弦

跟名师　做临床——医林优俪三十年临证集粹

略数。

　　诊为气胎 (肝郁化火，横逆犯脾)。法当疏肝泻火，健脾和胃。针刺取穴，太冲，阳陵泉，足三里，合谷，内关，中都。次日，病人一进门就高兴地说："医生，你看我肚子小了没有？"她接着说："昨天我的西服扣子系不上，今天就能系上了。"我也很高兴，共针刺七次治愈。

神奇的救脑汤

我在读大学时非常喜欢读陈士铎的书，由于当时买不到他的书，就对《辨证奇闻》《辨证玉函》《石室秘录》等进行了手抄。有一次在学校图书馆借到了一本施洪耀先生写的《辨证奇闻评注》，更是爱不释手，由于里面有评注，对于学习原书的内容非常有帮助。此书初版于1989年，后未再版，前些日子从网上买了一本复印版的，虽然时隔三十年了，再读起来仍倍感亲切。

《辨证奇闻·头痛门》中有一方名"救脑汤"，原文曰："人有头痛连脑，双目赤红，如破如裂者，所谓真正头痛也。此病一时暴发，法在不救，盖邪入脑髓而不得出也。虽然邪在脑，不比邪犯心与犯五脏也，苟治之得法，亦有生者。我今传一奇方以救世，名为救脑汤：

辛夷（三钱），川芎（一两），细辛（一钱），当归（一两），蔓荆子（二钱），水煎服，一剂而痛即止。细辛、蔓荆，治头痛之药也，然不能直入于脑，得辛夷之导引则入之矣。但三味皆耗气之味，同川芎用之，虽亦得愈头痛，然而过于辛散，邪气散而真气亦散矣，故又加入当归之补气补血，则气血周通于一身，邪自不能独留于头上矣，有不顿愈者乎。"初读本方时感觉非常奇特，故记忆尤深。

1992年的暑假，一位高中同学邀我到他姐家出诊。原来他姐患头痛已有多年，发作时以头撞墙，呼痛欲死。当时她家雇人织布，还是比较能挣钱的，但她家挣的钱几乎都用到了给她看病上，曾到保定、北京等多地住院，诊为神经性头痛，但治疗效果不佳，患者已经绝望。我到患者家中时，患者头痛正在发作，患者诉头痛连脑，头痛欲裂，欲撞墙。

当即太阳穴放血，痛稍减。遂处以救脑汤：辛夷9g，川芎30g，细辛3g，当归30g，蔓荆子6g，5剂，水煎服。

5天后，同学邀我为他姐复诊。到她家时，她正在干活，当问及她头痛如何时，她高兴地告诉我，这几天只头痛了一次，但疼痛程度较前已有很大改善。原方继服5剂，患者头痛彻底治愈，快三十年了，未再复发。

这是我应用救脑汤治愈的第一个顽固性头痛，所以很多年过去了，但至今记忆犹新。

陈氏治疗头痛，大多都会用到川芎，而且大多为一两。川芎辛香走窜，直入脑窍，有较强的止痛作用。为了防止大剂川芎耗伤气血，陈氏常配以当归、白芍、沙参等药来扶正养阴血，细辛也是一味强效止痛药，《神农本草经》载细辛主"头痛脑动"。蔓荆子、辛夷花为治头痛之专药，轻清上浮，可载药上行，直达脑窍。经过多年的临床体会，我们认为，本方对于年深日久的头痛，尤其是头痛连脑，双目赤红，头痛欲裂，撞墙欲死者效果尤佳。

陈士铎治头痛用药经验初探

清代名医陈士铎，治疗头痛颇具特色。其所列诸方，用于临床疗效显著，兹据其《辨证录》对其治头痛用药经验做一浅探。

一、止头痛，重用川芎

陈氏认为，川芎为"治头痛之灵丹""能补血而走于颠顶"。故头痛门 6 篇 12 方中，除外治 1 方外，其余 11 方均有川芎，且每多重用之。陈氏对川芎药性谙熟，应用颇得心应手。不仅血虚血瘀头痛用之，即使肝阳上亢、肝郁化火之头痛亦毫不避讳。如治肾水不足，肝阳上亢之头痛时，用八味地黄汤去附子，加川芎一两；治肝郁之偏头痛时，散偏汤中亦用川芎一两。同时，陈氏也认识到，川芎味辛性燥，走而不守，"多用每易伤人正气"，而少用则乏效，为了去弊取利，多用白芍、当归、熟地黄等阴柔酸敛之品以制之，使邪去痛止而不伤正。这种"明其利而用之，知其弊而制之"的用药思想对现代临床仍有指导意义。

二、重治本，标本兼顾

陈氏治病，最善治本，同时往往也兼顾其标，其对头痛的治疗亦是如此。如救脑汤中，用大剂当归补血，以治其本，川芎、蔓荆子活血祛风，以治其标，标本兼治，使血得养而风自去，风去清阳来复，头痛自愈。

三、气火病，亦须化痰

陈氏认为："气虚者，未有不脾寒也，脾胃既寒，难以化水谷，不变精而变痰矣，故气虚而痰盛。""清火而加入消痰之药者，有火必有痰也。"可见，无论气虚还是火旺，均可生痰，痰作为病理产物，亦可阻滞气机，影响气血运行，从而加重病情。故陈氏治疗头痛，无论虚实，均加入一味化痰之品，如护首汤、升清固外汤中的天花粉，散偏汤中的白芥子，半解汤、升阳汤中的半夏均是如此。

四、用引药，直达病所

引药犹如向导，能引诸药直达病所，以便更快更好地发挥药效。善用引药是陈氏用药的又一特点，文中随处可见。如用辛夷引诸药入脑；用川芎引药直达颠顶；柴胡助肝升发，引药上行等。

五、重外治，发展古法

"名医不废外治"，陈氏亦然。如治疗气血两虚，脑受风寒之头痛时，古人多用生莱菔汁灌鼻以通脑窍，但陈氏并不拘泥于此，而是在此基础上又独出心裁，认为："古人用生莱菔汁以灌鼻者，因鼻窍通脑，莱菔善开窍而分清浊，故用之而可愈头风，然又不若佐以生姜自然汁为更胜也。盖莱菔祛脑之风是其所长，不能祛脑中之寒。二物同用，则姜得莱菔而并可祛风，莱菔得姜而兼可祛寒也。"此外，他对用药方法的描述也较古人更为详尽生动，值得效法。

防眩汤——治疗眩晕的良方

从目前的文献看，防眩汤最早见于清代陈士铎的《石室秘录》,《石室秘录·卷之六·数集·内伤门》曰："晕眩似乎小症，然而大病皆起于晕眩。眼目一时昏花，卒致猝倒而不可救者，比比也。故世人一犯晕眩之症，治之不可不早，吾今传一奇方，名防眩汤：人参三钱，白术一两，当归一两，熟地黄一两，川芎五钱，白芍一两，山茱萸五钱，半夏三钱，天麻二钱，陈皮五分，水煎服。此方单治气血之虚，不治头目之晕，盖气血足则阴阳和，阴阳和则邪火散，又何虑晕眩之杀人哉！多服数剂，受益无穷，不可见一二剂不能收功，便弃之而不用也。"

清代的《验方新编》及《医学集成》等书对本方亦有转载，我们二十多年前读曹颖甫先生的《金匮发微》时，注意到该书在《血痹虚劳病脉证并治》桂枝加龙骨牡蛎汤条下有应用防眩汤取效的验案，心甚奇之。该书云："此与历节之头眩同。精神恍惚，开目则诸物旋转，闭目则略定。世传防眩汤间有特效，录之以为救急之助，方用党参、半夏各三钱，归、芍、熟地、白术各一两，川芎、山萸各五钱，天麻三钱，陈皮一钱，轻者四五剂，可以永久不发。予早年病此，嘉定秦芍龄师曾用之，惟多川芎三钱耳，至今三十年无此病，皆芍师之赐也。"

出于对曹先生的崇敬，我把本方熟记于心，以备不时之需。1996年回老家过年，一朋友的母亲患头晕月余，天旋地转，多方治疗而乏效，遂邀余往诊。诊见患者卧床，不敢转头，头晕欲吐，面色黄白不泽，舌质淡，苔白腻，脉沉细。见到患者的情况，我马上想起了曹先生的医案，遂处以防眩汤（曹先生剂量）5剂，患者服药1剂后眩晕即有改善，

2剂后已能起床干活，服完5剂，眩晕已愈。二十多年过去了，患者眩晕未再复发，可见曹先生所言绝非虚语。

多年来，我们用本方治愈了许多眩晕的患者，本方对天旋地转的眩晕效果最佳，没有天旋地转的头晕亦常有效。本方以四物汤为基础，加有健脾化痰的人参、白术、半夏、陈皮，息风的天麻，及温中祛寒湿的山茱萸，故本方主要用于以虚为主的眩晕，患者面色多无光泽，舌苔多腻或水滑。水湿重者，我们常加泽泻30g，即合用了泽泻汤；对于兼有腹泻者，可把四物汤的量减半，并加葛根30g。经过多年的实践体验，本方确为治疗眩晕的良方。

足胕消肿汤——治疗下肢水肿的高效方

我们治疗下肢水肿，首先想到的处方即是足胕消肿汤，大多数水肿应用本方均能取效，可以说本方是治疗下肢水肿的高效方。足胕消肿汤是焦树德先生的经验方，该方组成为：焦槟榔 12～18g，茯苓 20～30g，木瓜 10g，苍术 6g，紫苏梗、叶各 9g，生薏苡仁 30g，防己 10g，桔梗 4.5g，吴茱萸 6g，黄柏 10g，牛膝 12～15g。功能：降气行水，祛湿消肿，散寒温经，舒筋活络。主治：风寒湿邪流注于小腿、足踝而致两足及胕踝浮肿胀痛、沉重、麻木，筋脉挛急，行走障碍等。包括西医诊断的下肢淋巴或静脉回流障碍等引起的足、踝、小腿下部（胕）肿胀疼痛。

我们多年来应用本方治疗水肿甚多，现举一例以见一斑。赵某，女，56 岁，2020 年 6 月 8 日初诊。患者诉：双小腿、双踝水肿 1 年余，按之凹陷不起，久站或劳累后加重，曾多次查肝、肾功能、甲状腺功能、尿常规未见异常，心脏彩超示：左室舒张功能减退，食欲睡眠可，舌质微红，苔腻，脉沉。处以足胕消肿汤：槟榔 15g，茯苓 30g，木瓜 10g，苍术 6g，紫苏梗 9g，紫苏叶 9g，薏苡仁 30g，防己 10g，桔梗 5g，吴茱萸 6g，黄柏 10g，怀牛膝 12g，益母草 30g，7 剂，水煎服，日 1 剂。

2020 年 6 月 16 日二诊：药后水肿明显改善，舌微红，苔稍腻，舌下瘀紫，脉沉。上方加红花 10g，7 剂。

2020 年 6 月 24 日三诊：双下肢水肿基本消失，继用上方 7 剂巩固。

本方表里兼治，寒热并调，可宣肺、理气、活血、利水，恢复气血的正常循环，水肿可消。本方即使不加减，对许多下肢水肿者亦可见效。一般来说，热象明显者，我们常加黄芩、连翘；瘀血甚者，常加益母草、红花；阴虚者，常加生地黄、白茅根。

脏躁小议

脏躁，其病名首见于《金匮要略·妇人杂病》，文中曰："妇人脏躁，喜悲伤欲哭，象如神灵所作，数欠伸，甘麦大枣汤主之。"该段文字不仅指出了本病多发于女性，而且还认识到本病临床表现颇为复杂，变幻多端，并用"象如神灵所作"恰当地概括。但由于仲景文辞简练，未明确指出脏躁的具体病位，因而后世医家围绕脏躁之"脏"字系指何脏（病位）的问题，争论不休。

历代医籍为我们披露了以下四种观点：①沈明宗、尤在泾认为脏指子脏（子宫），如《金匮心典》中指出："脏躁，沈氏所谓子宫血虚受风化热者也。"②吴谦等认为脏指心脏，如《医宗金鉴》中说："脏，心脏也。"③陈士铎、曹颖甫认为脏指肺脏，如《辨证录》中说："夫脏躁者，肺燥也。"④《金匮要略释义》认为"脏指五脏"。以上诸说虽各有其理，但皆未抓住要害，我们认为脏应释为肝脏更切合临床实际。下面分四个方面加以分析。

1. 考《素问·金匮真言论》："东方青色，入通于肝……其谷麦。"《素问·脏气法时论》云："肝苦急，急食甘以缓之。"《难经·十四难》云："损其肝者缓其中。"仲景之甘麦大枣汤，实以小麦补本宫（肝脏），用甘草缓肝之急，大枣缓中，以方测证，其病位当在肝无疑。

2.《金匮要略》所述"喜悲伤欲哭""数欠伸"仅是脏躁部分表现，仲景以"象如神灵所作"对其他症状作了高度概括，据临床所见，尚有时欲叹息、精神抑郁、神志恍惚、急躁易怒、不欲饮食、幻听等多种表现。所以，我们不能看到"悲伤欲哭"就归于肺，看到"欠伸"就归于肾，看到神志异常就归于心，只有综合分析，才能抓住疾病的本质。我们认为以上诸多症状均是由于肝郁血虚，肝阳虚性亢进波及五脏所致。

3. 从临床来看，某些人习惯于在甘麦大枣汤中加入安神的酸枣仁、远志，重镇的龙齿、磁石，但效果并不理想。我们以丹栀逍遥散加减治疗本病，屡获奇效。

1992年8月3日曾治石姓妇女，年30余岁，患脏躁三载，久治不愈。诊见：哭笑无常，叹息易怒，心中懊憹，头沉闷，数欠伸，失眠多梦，幻听，见人则避，喜居暗室，象如神灵所作，舌微红，苔微黄，脉弦细数。诊为脏躁，先以甘麦大枣汤加竹茹、茯神、龙齿、磁石，并夜服朱砂、琥珀粉末各1g，连服半月，效果不佳。后改从肝郁论治，处以丹栀逍遥散汤剂，不料次日发作明显减轻，3剂后发作已止，后又服10余剂，至今未复发。

4. 许多临床报道也支持"脏指肝脏"的观点，如田丙周等观察了21例脏躁病人发现：21例患者发病原因均由于情志不遂，精神受刺激，抑郁恼怒，肝郁化火，火扰神明所致。

可口的甘麦大枣汤

甘麦大枣汤是经方中口感最好的一首处方，病人都喜欢吃。《金匮要略·妇人杂病》曰："妇人脏躁，喜悲伤欲哭，象如神灵所作，数欠伸，甘麦大枣汤主之。"文中为我们生动地描绘了一个悲伤欲哭，欠伸不能自已的脏躁患者形象，并介绍了治疗方法。

甘麦大枣汤：甘草三两，小麦一升，大枣十枚。上三味，以水六升，煮取三升，温分三服。

本方是治疗脏躁的专方，具有较好的缓解急迫、镇静安神的功效。

从仲景原文我们可以知道，本病多见于女性，以悲伤欲哭、数欠伸及一些奇奇怪怪的症状为主要表现。其实我们现在应用甘麦大枣汤早已不局限在脏躁一病，而是广泛应用于临床各科。

清代医家王旭高的《西溪书屋夜话录·治肝三十法》认为甘麦大枣汤属于缓肝之方。原文曰："一法曰：缓肝。如肝气甚而中气虚者，当缓肝，炙甘草、白芍、大枣、橘饼、准小麦。"

刘保和老师是应用甘麦大枣汤的高手，他在《刘保和＜西溪书屋夜话录＞讲用与发挥》一书中指出："甘麦大枣汤证的主症是什么呢？就是两个字：'紧张'。这个紧张，既不是急躁易怒，也不是悲观发愁，而是像案(4)病人所述的那样，本来没有什么事，却'心里觉得有多大的事似的'。这种病人多数是急脾气，遇事沉不住气。如果有人交代他做什么事，他会立刻去办，一会儿也不耽搁，这就是'急迫'感，这就是要用甘麦大枣汤缓其急的主症。它体现了肝气甚急的证候本质。"刘老师的经验为甘麦大枣汤的主症是"紧张""急迫"，为我们应用甘麦大枣汤

跟名师 做临床
——医林优俪三十年临证集粹

提供了参考。

黄煌老师也是应用甘麦大枣汤的高手。黄老师认为，甘麦大枣汤的适用人群为：面容憔悴，神情恍惚，时悲时喜，自哭自笑；默默不欲饮食，头昏，心悸，视物模糊，失眠；舌淡红，苔光，脉虚细。女性较多见。黄老师常把本方用于以下疾病。

1. 以精神恍惚、喜悲伤、急躁为表现的疾病，如抑郁症、焦虑症、强迫症、创伤后应激障碍、精神分裂症、躁狂症、神经症、围绝经期综合征、小儿多动症、小儿夜啼证等。

2. 以自汗、盗汗为表现的疾病，如病后自汗、自主神经功能紊乱、神经症等。

3. 以抽搐、肌肉痉挛为表现的疾病，如癫痫、面肌痉挛、抽动症等。

黄老师应用本方有时用原方，对于不定愁诉甚多，食欲旺盛者常合用百合地黄汤。烦躁、睡眠不安者，合酸枣仁汤。黄老师长于腹诊，对于脐腹悸动，乱梦多者，常加龙骨15g、牡蛎15g。如前文黄老师治疗异动症的老太太所采用的就是甘麦大枣汤合百合地黄汤。

对于效果欠佳者，黄老师有时亦常采用甘麦大枣汤、温胆汤、酸枣仁汤、栀子豉汤等交替服用，常可提高疗效。

黄师的常用量为：甘草10～20g，浮小麦或淮小麦30～100g，大枣20～50g，有时黄师会生、炙甘草同用。

黄老师曾治患者林某，女，22岁，2017年3月18日初诊。长期失眠，头晕头痛，夜间不宁腿，常有抽筋，不知饥饱，不定愁诉，舌尖红，苔薄白，脉弦滑。黄师处以甘麦大枣汤：生甘草5g，炙甘草5g，浮小麦30g，大枣30g，百合30g，7剂。

2017年4月1日二诊：初服有效，继服失效难寐。

处方一甘麦大枣汤：生甘草5g，炙甘草5g，浮小麦30g，大枣30g，百合30g。

处方二酸枣仁汤：酸枣仁30g，川芎15g，茯苓30g，知母15g，炙甘草5g。

各 5 剂，两方隔天服。

2017 年 4 月 27 日三诊：服酸枣仁汤有气上冲感，初诊方 10 剂，3/2 服法。

2017 年 5 月 15 日四诊：月经前腹泻，尿灼热，初诊方 10 剂。

2017 年 6 月 28 日五诊：脏躁，初诊方 10 剂，隔天服。

2017 年 9 月 13 日六诊：不定愁诉甚多，月经已两月未尽。黄师处以甘麦大枣汤合百合地黄汤：炙甘草 10g，生甘草 10g，浮小麦 50g，大枣 50g，百合 30g，7 剂。

2018 年 3 月 27 日七诊：近有忽冷忽热，食欲旺盛，但晨起不饥，夜不成寐，苔薄，舌尖红，时有胸闷。黄师处以百合地黄汤、百合知母汤合甘麦大枣汤：百合干 30g，知母 15g，生地黄 20g，浮小麦 30g，炙甘草 10g，大枣 20g。3/2 服法，9 剂。

2018 年 9 月 18 日八诊：面白体瘦，疲乏好转，胸闷，气短好转，已停服安眠药三个月，原方加茯苓 20g。3/2 服法，9 剂。

按：本患者失眠已多年，长期服用镇静安神西药，黄师按脏躁论治，以甘麦大枣汤为基础，据病情有时合用百合地黄汤、百合知母汤，有时与酸枣仁汤交替服用，经过一段时间的调理，终于停用了西药，获得了较好的疗效。

我们学习前辈们的经验，临床喜用甘麦大枣汤治疗各科疾病。

甘麦大枣汤治疗小儿夜啼案

案 1：周某，女，10 个月。2019 年 11 月 2 日初诊。近半个月来，患儿每于半夜无故啼哭不止，诸法用尽无法使其安睡，白天如常。曾服多种中西药效果不佳。诊见患儿面色黄，体瘦，易自汗出，有时烦躁，食欲差，舌质淡红，苔薄白，指纹淡红。处以甘麦大枣汤：淮小麦 10g，甘草 6g，大枣 10g，5 剂，免煎颗粒。

患儿服药 3 剂后，夜啼明显改善，5 剂后夜啼止。

案 2：龚某，男，1 岁，2019 年 3 月 23 日初诊。患儿母亲诉：患儿每到凌晨 1 ～ 2 点易哭闹，烦躁，不能安睡 1 月余，经多种药物及推拿治疗未效。患儿唇红，易汗出，食欲差，大便时干，叩之腹胀，舌质微红，苔薄。处以甘麦大枣汤合栀子厚朴汤：甘草3g，小麦8g，大枣6g，栀子2g，厚朴2g，枳壳2g，5剂，免煎颗粒。

2019年7月15日二诊：患儿家长诉，服上药后哭闹止，大便亦通畅，已恢复正常。近一周又出现晚上哭闹烦躁，大便日1次稍干，唇红，汗多，身上易起皮疹，痒，处以甘麦大枣汤合栀子厚朴汤加味：甘草3g，小麦8g，大枣8g，栀子3g，厚朴3g，枳壳3g，淡豆豉3g，连翘5g，蝉蜕5g，5剂，免煎颗粒。后患儿母亲微信告知，患儿已能安睡，皮疹消退。

按：余之门诊小儿较多，小儿夜啼颇为常见，虽非大病，但颇令家长苦恼。我们认为，小儿夜啼也是一种"紧张""急迫"，小儿夜啼以哭为主症，也是应用甘麦大枣汤的指征。故常处以甘麦大枣汤加味治疗。本方甘甜，易于入口，舌红热甚者可加栀子、连翘以清热；腹胀烦躁者加栀子、厚朴；食欲差者，加焦三仙；小便短赤者合导赤散；多汗易惊者加生龙骨、生牡蛎；病情顽固难愈者加蝉蜕、全蝎，多可数剂取效。《方舆輗》记载："用本方（甘麦大枣汤）治疗小儿啼哭（夜啼）甚佳。此方本疗妇人脏躁悲伤症，然而用于婴儿亦有效，故凡用此药，当无老少男女之别，于方书中虽云妇人、小儿者，切勿拘泥。"诚为经验之谈。

甘麦大枣汤治疗脏躁案

王某，女，24岁，2020年7月12日初诊。患者母亲代诉：患者近一年来总是高兴不起来，有时无故悲伤，时有心慌、心悸，曾到医院住院治疗，经检查未发现明显异常，后诊为抑郁症，服用中西药物治疗，未见明显改善。患者体型偏瘦，面色微黄，心中易纠结，易紧张，喜悲伤欲哭，有时哈欠频作，时有心慌、心悸，食欲差，大便干，日1次。腹诊：双侧腹直肌挛急，以右侧为甚。舌质淡红，苔薄，脉沉。因患者服药困难，处以甘麦大枣汤：大枣30g，甘草20g，淮小麦90g，7剂，免煎颗粒。每次1袋，每天2次，饭后开水冲服。

2020年7月20日二诊：患者诉此药是一年来最好吃的药，药后悲伤欲哭感明显改善,心慌、心悸减少,大便仍干。上方加百合 30g,生地黄 30g,7 剂。

2020 年 7 月 27 日三诊:患者悲伤欲哭感已愈 85%,未再心慌、心悸,大便通畅,日 1～2 次。初诊方 15 剂,5/2 服法。

2020 年 8 月 20 日四诊:患者较前开朗,已无悲伤欲哭感,双侧腹肌紧张感较前明显改善。继用初诊方 15 剂,5/2 服法。

按:患者情绪低落,喜悲伤欲哭,属中医之脏躁病,故处以甘麦大枣汤原方治疗,甘麦大枣汤证实与紧张有关,其腹直肌多紧张,据临床所见以右侧为甚者多见,二诊时因患者大便干结,而合用了百合地黄汤,百合地黄汤不仅可以缓解患者的紧张情绪,亦有较好的通便作用。经过数诊的治疗,患者症状消失,其腹症亦得到了明显改善。

甘麦大枣汤合百合地黄汤治疗产后多汗案

李某,女,34 岁,2019 年 5 月 17 日初诊。患者诉:产后汗多,怕风怕冷,出汗后上身冷 1 年余,患者肤白面色微红,唇红,食欲差,口干,不苦,时有烦躁,诉说病情时忍不住落泪,喜叹气,睡眠差,舌质红,苔薄,脉沉。处以甘麦大枣汤合百合地黄汤加味:甘草 15g,浮小麦 90g,大枣 30g,百合 30g,生地黄 45g,桑叶 30g,7 剂,水煎服。

2019 年 6 月 12 日二诊:药后汗出明显减少,仍有怕冷,心情较前大有好转,未再悲哭,叹气亦减少,睡眠可,舌质微红,苔薄,脉沉。上方生地黄 30g,7 剂,水煎服。

2019 年 6 月 20 日三诊:汗出基本复常,仍稍有怕冷,精神可,处以:甘草 15g,浮小麦 60g,大枣 30g,7 剂,免煎颗粒,以巩固疗效。半年后随访,患者已愈。

按:患者喜悲伤欲哭,为脏躁之病,故处以甘麦大枣汤,患者唇红、口干、烦躁、寐差、舌红,故处以百合地黄汤养阴清热安神,桑叶止汗。经过一段时间的调整,终于获愈。

甘麦大枣汤是一首常用方,方药的组成虽然简单,但其效用不可低估,应用对证,常可取效。本方具有疏肝解郁,缓解急迫,安神定志之功。应用本方着眼点有二：一为悲伤欲哭，二为紧张。男女老少都可出现甘麦大枣汤证，应用时并不局限于妇人。

漫谈银翘马勃散

银翘马勃散出自清代名医吴鞠通的《温病条辨·上焦篇》，原文曰："湿温喉阻咽痛，银翘马勃散主之。肺主气，湿温者，肺气不化，郁极而一阴一阳（谓心与胆也）之火俱结也。盖金病不能平木，木反挟心火来刑肺金。喉即肺系，其闭在气分者即阻，闭在血分者即痛也，故以轻药开之。银翘马勃散方（辛凉微苦法）：连翘（一两），牛蒡子（六钱），金银花（五钱），射干（三钱），马勃（二钱）。上杵为散，服如银翘散法。不痛但阻甚者，加滑石六钱，桔梗五钱，苇根五钱。"

吴鞠通创制此方以辛凉微苦为法，该方具有清热解毒、利咽除湿的功效，专为湿温喉阻咽痛而设。

清光绪年间医家娄杰结合自身临床实践经验把本方的剂量调整为：连翘三钱、牛蒡子二钱、金银花一钱五分、射干一钱、马勃一钱，收载于《温病指南·湿温上焦篇》中。

近代医家沈麟将银翘马勃散的剂型更改为汤剂，并补充了舌苔，收录在其《温热经解》中，书中曰："舌苔黄腻咽痛者，银翘马勃射干牛蒡汤主之。"

当代善于使用银翘马勃散者当属伍炳彩国医大师，我们跟师时发现，伍老常把本方应用于治疗各科疾病，而非仅限于咽喉肿痛一症。

金银花是传统的清热解毒，主要含有绿原酸，长于治疗黏膜病变。如治疗风热感冒的银翘散，治疗痢疾（肠道黏膜病变）的芍药汤等均有金银花的踪影。金银花也可以治疗皮肤的疾病，如《卫生宝鉴》的金银花散：金银花四两，甘草（炒）一两。制法：上药共为粗末。每服四钱，水、酒各一盏，煎至一盏，去滓，稍热服之。主治发背恶疮。四妙勇安汤用于脱疽溃烂，热毒正盛而阴血耗伤者。主治痈疡，被称为"疡门开手第一方"的仙方活命饮等均以金银花为主药。连翘为木犀科植物，含有齐墩果酸，有保肝降酶作用，是经典的清热解毒疗疮药。《神农本草经》认为连翘"主寒热，鼠瘘，瘰疬，痈肿恶创，瘿瘤，结热。"清代的名方甘露消毒丹、银翘散中均有连翘，现代医家多用连翘治疗疮疡及淋巴结肿大。吴雄志老师认为：连翘治疗疮疡，如果皮肤烂了一个洞，或红肿，要用连翘，连翘优于金银花，连翘为疮家圣药。

马勃为担子菌类马勃科，其性平、味辛，主入肺经。具有清热解毒、利咽、止血的功效。《名医别录》中最早记载马勃可用治恶疮马疥。《本草衍义》认为马勃可用治喉痹咽痛。《本草纲目》中记载马勃能清肺热、解热毒、止血、止咳等作用，可用于治疗肺热咳嗽、疮痈、喉痹、衄血、失音等病证。现代临床常用于治疗咳嗽、咽喉肿痛、失音、吐血、衄血、外伤出血等病证。现代药理研究表明：本品主要化学成分包含马勃素、马勃酸、尿素等。具有抗炎、抗菌、抗肿瘤、杀虫、止咳、止血等多种药理作用。

射干为鸢尾科植物，根茎入药。其性寒、味苦、主入肺经。具有清热解毒、散结消肿、利咽消痰的功效。《神农本草经》：主"咳而上气，喉痹咽痛，不得消息，散结气，腹中邪气，食饮大热。"

据《本草纲目》记载，射干是治疗喉痹咽痛的要药。张仲景用射干麻黄汤治疗喉中如水鸡声。现代临床常用于治疗痰盛喘咳，风热、痰热导致的咽喉肿痛、乳痈、皮肤发黑等病证。

牛蒡子为菊科二年生草本植物，其性寒、味辛苦，归肺胃经。具有散风热，宣肺化痰、解毒消肿、利咽透疹的功效。《本草经疏》中记载牛蒡子可治疗痘疮、瘾疹。《药品化义》中记载牛蒡子清热解毒之力较强，可治疗痰核、瘾疹、血热痘等病证。《景岳全书》中记载牛蒡子通走十二经，可治疗风毒斑疹、疮疡肿毒、喉痹等。现代临床常用于治疗风热感冒、温病初起、肺热咳嗽、疮痈肿毒、麻疹、痄腮、喉痹、便秘等病证。现代药理研究表明：本品具有抗炎、抗病毒、抗脑缺血、抗肿瘤、降血脂、免疫调节、改善糖尿病等多种药理作用。

肺居上焦，喉为肺系，湿热郁结咽喉，阻于气分则喉为之肿，阻于血分则咽为之痛。本方用金银花、连翘开泄肺气，清热解毒，使肺气宣则湿自化。牛蒡子散风热，射干解热毒，二药均可利咽喉，开气分之闭阻。马勃解毒消肿，清利咽喉，为治喉痹咽疼之专药，用之以开血分痹结。诸药合用，共奏清热解毒利咽之功效。

《医碥》曰："按咽喉为饮食、呼吸之路，居脏腑之上，不论何经之邪皆得上干之。"的确，脏腑病变可通过经脉的作用反映于咽喉。伍老认为临证中可将诊治咽喉作为脏腑疾病治疗或辅助治疗的思路。这既体现了中医理论体系的整体观念，也体现了司外揣内、见微知著的中医诊断基本原理。

伍老临证颇重视咽喉的望、问诊。伍师运用此方不离于咽喉，又不止于咽喉。临证除用于以咽喉病变为主的疾患如急、慢性咽喉炎，扁桃体炎等，亦常用于诸如感冒、咳嗽、发热、失眠、痹证、肿胀等症伴见有咽喉不适，或咽喉疼痛，或咽部红肿，或咽中有痰、梗阻不适，或扁桃体肿大，或咽后壁有滤泡增生等症状。伍老经验，如果患者有咽喉红肿或有滤泡等，多采用银翘马勃散加味。如咽喉红，且有肿，兼要清热；如咽喉壁有滤泡，则要从湿论治，尤其是慢性咽炎。咽痛喉阻，伴心慌心跳，心电图提示早搏，舌苔厚，舌质红，脉濡寸脉浮，可用银翘马勃散加田三七、琥珀；如咽痛，喉阻甚剧，不论有无心慌心跳，小便短黄，舌苔厚，舌质红，脉濡寸脉浮，可用银翘马勃散加桔梗、芦根、滑石。胸闷者加郁金、枇杷叶；短气者加茯苓、杏仁、甘草。扁桃体肿大，喉阻咽痛，咽后壁有滤泡，大便偏结，小便黄，舌苔较厚，舌质偏红，脉濡寸脉浮，可用银翘马勃散合升降散。

伍老在应用本方时有时根据病情的需要亦常合方应用。如咽炎合半夏厚朴汤，咽炎伴阴虚者合玄麦甘桔汤，鼻炎合麻杏甘石汤，咳嗽合止嗽散，夹阴虚咳嗽合桑杏汤，尿道炎合猪苓汤，咽痛咽痒合小柴胡汤，睾丸炎合四逆散，口腔溃疡合甘草泻心汤或导赤散等。

我们学习伍老经验也常把本方用于临床各科，取得了一定效果。

案 1：鼻咽癌放化疗后调理案

兰某，男，51 岁，油漆工，2019 年 10 月 18 日初诊。患者诉：鼻咽癌（IVA 期）颈部淋巴结转移已放化疗 4 次，现感鼻塞伴头闷痛，流浓涕夹有出血，色暗，面色暗黄，唇暗红，左眼外展稍受限，左眼视力丧失，颈部淋巴结肿大，最大达 2cm×1.5cm，寐差，多梦，腹部充实，无压痛，咽红微痛，伸舌稍偏左，舌质红，苔腻微黄，脉沉弦。处以银翘马勃散合温胆汤：金银花 15g，连翘 30g，马勃 5g，射干 10g，牛蒡子 10g，竹茹 10g，枳壳 15g，法半夏 15g，陈皮 10g，茯苓 15g，甘草 6g，辛夷 10g，7 剂。

2019 年 10 月 25 日二诊：鼻塞明显减轻，涕中之血减少，睡眠改善，患者非常满意，说这是最近几个月中最舒服的日子，继用上方加减 20 余剂，鼻塞流涕头痛诸症均除，睡眠恢复正常。

案 2：鼻渊案

易某，女，35 岁，2019 年 10 月 7 日初诊。患者诉患鼻窦炎 10 年余，鼻塞，流黄涕，头痛，眼大，月经提前 7 天，月经量少有血块，经前后易怒，咽痛，咽喉充血，唇暗红，舌质暗，苔腻略黄，吃阿胶及玉屏风散则上火，大便干日 1 次，脉沉。处以银翘马勃散合麻杏甘石汤加味：金银花 10g，连翘 10g，马勃 5g，射干 10g，牛蒡子 10g，麻黄 5g，杏仁 10g，生石膏 30g，甘草 6g，辛夷 10g，5 剂。

2019 年 10 月 13 日二诊：鼻流黄涕明显减少，头痛减轻，咽痛止，咽喉仍稍有充血。继用上方加减又服药两月余，诸症均消失。

案 3：胸闷案

杨某，男，58 岁，2020 年 4 月 6 日初诊。患者诉近 1 年来经常觉胸闷不舒，胸中似有物堵塞，气短，易疲劳，寐差。咽中有痰，时有异物感。经住院检查未见明显异常。舌质微红，苔微黄，脉沉弦滑。处以银翘马勃散合茯苓杏仁甘草汤、橘枳姜汤：金银花 15g，连翘 15g，马勃 8g，牛蒡子 10g，射干 10g，茯苓 10g，杏仁 10g，甘草 6g，枳壳 10g，陈皮 10g，生姜 10g，7 剂，免煎颗粒。

2020 年 4 月 14 日二诊：患者药后，胸闷及胸中堵塞感明显改善，咽喉痰阻感亦有所减轻。原方继服 14 剂而愈。

案 4：咽痛伴带下、尿频案

黄某，女，42 岁，2019 年 9 月 23 日初诊。患者诉咽痛咽痒一年余，偶有咳嗽，久治而效果不佳，头晕，腰痛，肛门胀，大便稍干，尿频，尿痛，阴部有烧灼感，白带多，色黄如脓性，化验有支原体感染，现服红霉素软胶囊，食欲差，早上易恶心，月经不调，量少色黑，时发低血糖，咽喉充血稍肿，舌质红，苔黄腻，脉沉。处以银翘马勃散合猪苓汤加减：金银花 10g，连翘 10g，马勃 5g，射干 10g，牛蒡子 10g，猪苓 10g，茯苓 10g，泽泻 15g，滑石 15g，生地黄 15g，白花蛇舌草 15g，败酱草 30g，7 剂，免煎颗粒。

2019 年 10 月 5 日二诊（网诊）：患者咽痛咽痒明显改善，小便次数减少，阴部仍有烧灼感，白带减少，仍色黄，舌质红，苔黄稍腻。上方加栀子 10g，黄柏 10g，7 剂。上方继服 1 月余诸症基本消失。

由于银翘马勃散药味组成比较简单，一般来说宜加不宜减，可以作为一味药来用。我们认为，其应用的独症为咽喉充血红肿，只要具备此特点均可以应用本方，并据其他情况而加减或合方应用。如第一个案例患者寐差多梦，苔腻脉弦，我们合用了温胆汤，伍老常用此合方，称之为"银马温胆汤"。案 2 患者患鼻窦炎 10 余年，鼻窍不利，我们合用了麻杏甘石汤并加辛夷以宣通鼻窍。案 3 患者胸闷，胸中堵塞感，我们合用了茯苓杏仁甘草汤与橘枳姜汤，此亦仲景之常法。即《金匮要略·胸痹心痛短气》篇中所说的"胸痹，胸中气塞，短气，茯苓杏仁甘草汤主之，橘枳姜汤亦主之。"案 4 患者咽痛咽痒，带下色黄，阴部灼热，尿频尿痛，故合用了猪苓汤以清利下焦之湿热，加白花蛇舌草、败酱草以解下焦之热毒。尽管病人的病情各有不同，但他们均有一个共同的特点——咽喉充血或红肿。

跟名师　做临床
——医林优俪三十年临证集粹

汗证辨治一得

一般来说，天热时人体为散热则会出汗，热则随汗而泄，以保持体温的正常。但也有一些人天不热也易出汗，且汗出甚多。有的人一觉醒来，发现衣被尽湿，也有的人由于汗出过多，一天要换衣服数次。由于汗出异常给患者造成了很多不便。

我们早期临证，大多遵照"阳虚则自汗，阴虚则盗汗"而治以益气及养阴之法，效者有之，不效者更多。临床既久，逐渐发现顽固性的出汗治愈亦非易事。

其实无论是自汗还是盗汗，各有阴阳之证，均当详细辨之，不能只是片面的选用止汗之品，如麻黄根、浮小麦、五味子等。曾治患者陈某，男，48岁。患者诉夜间盗汗已有20余年，白天无汗，每当晚上睡醒时发现衣被尽湿，甚为苦恼，曾服用浮小麦几麻袋及玉屏风散、当归六黄汤、知柏地黄丸方剂达数百剂未获显效。据其体型偏瘦，睡眠差，梦多，易怒，有时口苦，舌质微红，苔腻，处以柴胡加龙骨牡蛎汤加桑叶30g，生石膏30g，浮小麦30g。服药14剂汗出依然。后患者放弃治疗盗汗，只想调一调肠胃。详询病情，得知患者稍食即易胃胀，晚上不敢多吃，否则入睡难，易打嗝，大便稀，稍吃凉物则易腹泻，经常有肠鸣，查其舌质红，苔厚腻。患者胃胀满（心下痞），呃逆（呕），大便稀，易腹泻，肠鸣，这不正是《金匮要略》所说的"呕而肠鸣，心下痞者，半夏泻心汤主之"吗？辨清了方证，也就不再管他出汗的问题，直接开了7剂半夏泻心汤，未再加所谓的止汗药。处方：半夏10g，黄芩10g，干姜10g，党参10g，甘草10g，黄连3g，大枣10g，7剂，免煎颗粒。服 3 剂后盗汗止，大便也较以前成形，肠鸣消失，呃逆未犯，睡眠也较以前大有改善。

通过本例盗汗的治疗，让我们明白一个道理，看病不能先入为主，不能机械地套用某方，还是要详加辨证，只有方证辨的准，下药才有效。不管是患者的盗汗还是睡眠差，都只不过是胃不和的副产品，胃气和了，这些症状都会自然消失。

又曾治一赵姓男子，60 岁。患者诉汗出过多 20 余年，每于吃饭或活动后则汗出淋漓，深以为苦，曾治疗多年，服用玉屏风散、当归六黄汤、生脉饮及各种收敛剂均未见到明显效果。诊见患者面部暗红少泽，小腿有小毛细血管暴露，伴有痒感，小腿皮肤干燥，小便不利而热，怕冷，舌质淡胖，稍有齿痕，脉沉。患者为瘀血夹水饮所致，处以桂枝茯苓丸合五苓散，3 剂，未效。考虑患者动则汗出，且怕冷当属阳气虚，处以桂枝加附子汤 3 剂，药后仍无反应，汗出依然。细询患者，虽汗出但非冷汗，虽怕冷而非全身（仅为背部），小便热烫，舌虽淡而脉沉滑有力。遂处以白虎加人参汤合苓桂术甘汤加减：生石膏 60g，知母 20g，炙甘草 10g，山药 10g，红参 10g，桂枝 10g，茯苓 10g，白术 10g，3 剂。药后汗出明显减少，后背凉亦显减。又服上方 6 剂，汗止。

此例患者患汗证二十余年，辗转各地，所见医生无数，所服药物五花八门，均无效验。初诊、二诊医者以为必效，但由于诊察不详，未中肯綮，故未见寸效。三诊细询患者，虽汗出但非冷汗，虽怕冷而非全身（仅为背部），小便热烫，且患者舌虽淡而脉沉滑有力。故考虑汗出为内热所致，符合白虎加人参汤方证，患者舌质淡胖有齿痕，背冷又为苓桂术甘汤证，故以两方合用，药房无粳米，按张锡纯法以山药代之，药证相对，其效速至。

又曾治一龚姓女子，38 岁，患者诉晚上盗汗 3 年余。患者诉近 3 年来每天晚上睡觉就出汗，清晨睡醒后发现衣被尽湿，一年四季均如此。曾服当归六黄汤、玉屏风散等数十剂未见明显改善。诊见：患者体瘦，面色黄白，精神疲倦，时有心悸，晚上噩梦较多，平时易受惊吓，夜卧多汗，白天汗出较少，口中和，饮食二便可，腹诊发现脐跳明显，舌质淡嫩，边有齿痕，苔白腻，脉沉细。处以桂枝甘草龙骨牡蛎汤：桂枝30g，甘草10g，生龙骨30g，生牡蛎30g，浮小麦60g，5剂。药后汗出减少，又服20剂恢复正常。

明代医家张景岳曰"自汗盗汗亦各有阴阳之证，不得谓自汗必属阳虚，盗汗必属阴虚也"，实属确论。本患者虽为盗汗，但其面色黄白，精神疲倦，心悸易惊，舌淡苔白，脉沉细，均为心阳不振之象，故处以桂枝甘草汤复其心阳，龙骨牡蛎乃安神定志敛汗之品，黄煌老师认为，脐跳亦为选用龙骨、牡蛎之指征，故处以桂枝甘草龙骨牡蛎汤。所加之浮小麦，可益心气，养心阴，敛汗液，具有标本兼治之功。又曾治黄某，女，35岁，每晚盗汗10余年，睡醒后常常衣被尽湿，甚为苦恼，曾服玉屏风散、生脉饮、当归六黄汤及各种止汗药物多种而乏效。据患者面色暗，月经有血块诊为瘀血证，处以血府逐瘀汤10剂而愈。

临证多年，所治汗证甚多，有气虚者，有血虚者，有阴虚者，有阳虚者，有瘀血者，有湿热者，有营卫不和者，有寒热错杂者，有虚实并见者。其方证亦甚多，如桂枝汤、桂枝加附子汤、黄芪桂枝五物汤、半夏泻心汤、血府逐瘀汤、白虎汤等等。一般来说，体瘦肤白，汗出恶风者多为桂枝汤证；体胖肤黄，汗出恶风者，多为黄芪类方证；汗多恶热者，多为白虎汤证；体瘦肤暗，心烦易怒口苦者，多为柴胡加龙骨牡蛎汤证；伴有胃痞者多为半夏泻心汤证；面色暗，舌质有瘀点者常为血府逐瘀汤证。面对一些顽固的汗证，我们要抽丝剥茧，详加辨析，否则就会出现黄煌老师所说的"不对病，用船装"的局面。

三首开胃的验方

厌食是临床常见之症，大人小孩均可见到，以下三方是我们常用之验方，用之得当，常可获效。

一、小柴胡加三仙连翘汤

组成：柴胡 15g，黄芩 10g，半夏 10g，党参 10g，甘草 10g，生姜 10g，大枣 15g，山楂 10g，建曲 10g，麦芽 15g，连翘 15g。

小柴胡汤一般被认为是治疗少阳病的处方。我们认为，方中的柴胡、黄芩可以和解少阳，清少阳之热，人参、半夏、甘草、生姜、大枣均可健脾益气，故认为小柴胡汤实为治疗少阳太阴合病的处方。由于小柴胡汤可以治疗"默默不欲饮食"，故我们常把此方加焦三仙用于治疗厌食而兼有情绪低落者。常用量为：大便干结如羊屎者加白芍；舌苔厚腻者，合保和丸；伴失眠烦躁者，合栀子豉汤。

二、胃宁 2 号方

组成：太子参 10g，石斛 10g，麦冬 10g，木瓜 10g，莲子 10g，生谷芽 15g，甘草 6g，生麦芽 15g，生山楂 10g，陈皮 6g。

本方为赵和平老师处方，主要用于气阴两虚的厌食症，此类患者大多体格消瘦，多表现为饥不欲食，或全无食欲，食少饮多，烦躁易怒，皮肤干涩，手足心热，大便燥结，舌红少津，苔薄少或花剥，脉细数。方中太子参、石斛、麦冬益气养阴，木瓜、甘草酸甘化阴，莲子健脾敛汗，生麦芽、生山楂、陈皮理气助运，使补而不腻。腹胀便秘者加莱菔子 15g 理气通便；呕恶者加枇杷叶 15g、芦根 15g 以降逆止呕。

三、开胃进食汤

组成：党参 15g，白术 15g，茯苓 15g，甘草 6g，陈皮 10g，半夏 10g，藿香 10g，木香 6g，厚朴 10g，砂仁 6g，丁香 6g，生麦芽 20g，生稻芽 20g，建曲 10g。

本方出自《医宗金鉴·杂病心法要诀》，刘渡舟老师非常擅长用本方治疗食欲不佳的患者，王幸福老师在《杏林薪传》一书中对本方亦颇为推崇。本方实由四君子汤合二陈汤加诸芳香理气及消食之品而成。我们常把本方用于痰湿重，胃脘胀满，舌苔较厚腻的患者，常收良效。

当然，食欲不好的原因众多，并非以上几方所能包治，如对于体格粗壮，腹胀便秘者，吃大柴胡汤后，大便一通，则食欲顿开。以上处方可作临床之参考。

加减当归补血汤治疗崩漏

加减当归补血汤出自《傅青主女科》，原文曰："妇人有年老血崩者，其症亦与前血崩昏暗者同，人以为老妇之虚耳，谁知是不慎房帏之故乎！方用加减当归补血汤：当归（一两，酒洗），黄芪（一两，生用），三七根末（三钱），桑叶（十四片）。水煎服。二剂而血少止，四剂不再发。然必须断欲始除根，若再犯色欲，未有不重病者也。夫补血汤乃气血两补之神剂，三七根乃止血之圣药，加入桑叶者，所以滋肾之阴，又有收敛之妙耳。但老妇阴精既亏，用此方以止其暂时之漏，实有奇功，而不可责其永远之绩者，以补精之味尚少也。服此四剂后，再增入：白术（五钱），熟地（一两），山药（四钱），麦冬（三钱），北五味（一钱），服百剂，则崩漏之根可尽除矣。"

书中记载本方是治疗老年崩漏的，但我们认为本方不仅适合于老年患者，年轻崩漏患者应用得当亦非常有效。

1996年夏天曾治一女子，18岁，患崩漏已有一年余，曾多次住院治疗，诊为功能障碍性子宫出血，因失血较多，曾输血多次，效果不佳，又曾服用中药百余剂，亦未见明显改善。后经朋友介绍来诊。患者仍在经期，出血不止，面色黄白无泽，舌质淡，苔白，脉沉细无力。遂处以加减当归补血汤：黄芪30g，当归9g，三七根末9g（冲服），桑叶30g，生晒参9g，5剂，水煎服。患者服药3剂后出血止。二诊时患者精神状态较前好转，气色仍差，继服上方20余剂，气色转佳，后再来月经，基本上5～7天即止，未再出现崩漏现象。

项某，女，47岁，2020年5月13初诊。患者诉近两年来月经不规律，每次来月经都淋漓不止，量时多时少，导致严重贫血，曾服多种中西药物效果不佳。超声示：子宫多发肌瘤，宫颈肥大，腺体囊肿。CT示：左肺下叶磨玻璃样结节。诊见患者面色黄白，头晕，气短，乏力，正值月经期，量多。查血常规：血红蛋白浓度（HGB）54g/L。舌淡红，苔白，脉沉细。处以加味当归补血汤加味：黄芪 30g，当归 10g，桑叶 30g，三七 9g，生地黄 30g，阿胶 10g，5 剂，免煎颗粒。

2020 年 5 月 19 二诊：患者服药后出血量已很少，但仍未净，继用上方 10 剂。

2020 年 6 月 10 日三诊：服二诊药 3 剂血止，上方去加生晒参 10g，10 剂。

患者于 2020 年 8 月 18 日带家人来看病，问及其月经一事，诉已基本恢复正常，查 HGB102g/L，已无明显不适。

我们多年来治疗了许多崩漏患者，应用最多的就是本方，黄芪我们一般用 30～60g，当归一般用 10g，三七用 9g，桑叶用 30g，气虚甚者加生晒参或红参 10～15g，出血严重者加阿胶 10g，生地黄 30g，血分有热者加生地黄 30g、黄芩 10g，大多数患者均起效较快。

辨体质治疗小儿遗尿

小儿遗尿，临床较为常见，本病大多见于 3 岁以下的小儿，但年龄稍长的亦偶有发生，甚则中学生亦有。本病给患儿和家长带来了极大的烦恼。经过长期临床体验，我们感觉从辨体质入手治疗本病效果较好。

案 1：麻杏甘石汤加味治疗小儿遗尿案

刘某，男，8 岁半，2021 年 1 月 10 日初诊。家长代诉：患儿从小即尿床，很少间断，近日发作频繁，每晚都尿，曾到北京、武汉等多家医院治疗未见明显改善，后经朋友介绍前来就诊。观其所服处方，大多为补肾收敛之方如桑螵蛸散、缩泉丸、参苓白术散等。患儿体格健壮，面色微红，毛发浓密，唇红，咽部充血，舌质红，苔厚腻，脉沉。处以麻杏甘石汤加味：生麻黄 8g，杏仁 10g，甘草 8g，生石膏 24g，黄芩 10g，生薏苡仁 30g，竹茹 10g，桑螵蛸 10g，7 剂，免煎颗粒。

一周后患儿母亲在微信上问："孩子服药后未再尿床，家里还有两袋药，还继续吃吗？"我告诉他吃完停药观察，如果反复再过来看。三个月后随访，患儿遗尿未再复发。

按：本患儿体格健壮，面色微红，毛发浓密，唇红，咽部充血是适合吃麻杏甘石汤的体质。患儿唇红，咽部充血，故加黄芩以清热；舌苔厚腻，故加生薏苡仁、竹茹以化痰湿；加桑螵蛸者，欲使其缩尿也，实属未脱"肾司二便"之窠臼，此药可能属于多余，下次再遇此证当去之。有的老师认为本方最核心的药物是麻黄，它可以把熟睡的孩子叫醒，从而治疗遗尿，当亦为确论。

案 2：桂枝加龙骨牡蛎汤治疗小儿遗尿案

王某，男，8 岁，2018 年 5 月 6 日初诊。其母代诉，患儿从小至今经常尿床，曾多处求医，服用补肾缩尿类中药上百剂，时轻时重，并未从根本上改善。刻诊：患儿面白体瘦，双目有神，胆小，易受惊吓，晚上多梦，恶风，易汗出，腹诊：脐跳明显，腹肌稍有拘急，无压痛，舌质淡，苔薄白，脉浮缓。治以桂枝加龙骨牡蛎汤：桂枝 15g，白芍 15g，甘草 10g，生姜 10g，大枣 20g，生龙骨 15g，生牡蛎 15g，7 剂，免煎颗粒，每次 1 袋，每天 2 次，开水冲服。另用猪膀胱 1 只，加少量油盐，炖汤，吃肉喝汤，每周吃一个。

2018 年 5 月 14 日二诊：患儿母亲诉，患儿服药 5 剂后即未再遗尿，睡眠好转，汗出亦明显减少。上方 7 剂继服。食疗方继续。

2019 年 11 月 6 日患儿因咳嗽前来就诊，问及其遗尿情况时，患儿母亲说上次药后即愈，未再复发，后又吃了 7 只猪膀胱以巩固疗效。

按：患儿肤白体瘦，恶风易汗，是黄煌老师所讲的典型的桂枝体质，脐跳明显是应用龙骨、牡蛎的指征，故采用了桂枝加龙骨牡蛎汤。用猪膀胱炖汤的食疗方，有以脏补脏，同气相求之妙，对遗尿的恢复有一定帮助。

案 3：温胆汤治疗小儿遗尿案

刘某，女，10 岁，2020 年 7 月 12 日初诊。患者遗尿已有 3 年之久，曾服用六味地黄丸、及其他补肾、益气、固涩等方药一百余剂，未见明显改善。患儿体微胖，圆脸，大眼睛，双眼皮，胆小，易头晕，易呕吐，舌质淡红，苔腻，舌边有白涎，脉沉滑。详询患者发病缘由，患者母亲诉，患儿三年前与小朋友一起玩，一小朋友拿出一条会动的玩具蛇，当时被吓哭，当晚即出现遗尿，后反复发作，时轻时重。遂处以温胆汤：陈皮 10g，姜半夏 10g，茯苓 15g，甘草 6g，生姜 10g，大枣 15g，枳壳 10g，竹茹 10g，7 剂，水煎服。

2020 年 7 月 20 日二诊：患儿服药期间仅遗尿一次，胆小稍有改善。患儿共服药 28 剂，病愈，随访半年，未再复发。

按：患儿体胖，圆脸，大眼，双眼皮属于比较典型的半夏人，因有受惊吓的病史，故选用了能壮胆的温胆汤，随着患儿体质的改善，遗尿逐渐向愈。由此可见，治疗遗尿非止补肾固涩之一途。

中医认为，"肾司二便""肾主水液"，见到遗尿，常常令人想到肾虚，而从肾论治，见效者有之，乏效者更多，在跟黄煌老师学习经方后，常从辨体质、辨方证入手，效果有了明显的提高。作者体会，随着人们的生活水平大有提高，真正虚证较为少见，相反应用麻黄剂的机会较大，有的老师认为麻黄具有兴奋性，能把患儿从睡眠中叫醒，从而减少遗尿，还是有一定道理的。

我们陪伴孩子健康成长

孩子是未来，是希望，无论对于社会还是家庭来说都是一样的，所以对于孩子的培养，我们每个家长都付出了巨大的努力，也可以说不惜一切代价，于是乎就出现了医院里小孩最多，其次是女性，最少的是男性的局面，老年男性则更少。在幼儿园或学校的外面，我们不难发现，快到放学时，学校门口都挤满了家长，家长在高中附近租房子陪读的现象就更加普遍了，这就是我国的现状。

希望孩子健康成长无可厚非，但有时我们的过度关切也未必能达到最佳的效果。比如说孩子读书，有的租了房子，但学习成绩不但未能上升，反而下降了，这说明什么问题呢？这说明内因是起决定作用，外因只是变化的条件，再优越的条件，没有自身的努力，也不可能取得好的成绩。所以我们要培养孩子爱学习、爱读书的良好习惯。

学习是这样，疾病又何尝不是这样呢？人的一生是与疾病做斗争的过程，有的人先天体质较好，一生很少生病，不是因为他运气好，而是因为他的正气比较旺盛。也有的人三天两头生病，原因是他的正气不足，也可以说是他的免疫力低下。中医所讲的"正气存内，邪不可干，邪之所凑，其气必虚"是千古不灭的真理。人体生病就是人的正气（免疫力）与邪气（细菌、病毒等）争斗的过程，人体自身有强大的愈病能力，不容小视。正气强的人，在感冒发热时，多喝些水，好好休息，很快就好了。身体极度虚弱的人，可能一场感冒就让他离开了人世。为什么会有这么大的差异呢？因为正气虚的太严重了，被病给打垮了。中医的先哲们悟透了正与邪的道理，创造出了扶正与祛邪的各种方法，因势利导，给病邪以出路，往往能取得较好效果。

　　由于天气的变化无常，小儿咳嗽、发热的病人特别多。来看病时有的患儿已打针数日甚则十几日，有的已口服了很久的多种中西药物，但效果不理想。《难经·四十九难》曰"形寒饮冷则伤肺"，也就是说，无论身体受凉，还是吃凉的喝凉的，都会伤肺，都会导致或加重咳嗽。小孩子喜动，跑一会儿会出汗，出汗以后再受点凉，再喝点冷饮，咳嗽能不加重吗？如果有感染，用抗生素无可厚非，但在抗感染的同时，葡萄糖或盐水进入体内与喝凉水有差别吗？这也是导致患儿久治不愈的原因之一。有的小儿过来看时咳嗽已有一个多月或更长时间了，其实其原因比较简单，大多数是肺太寒了，用小青龙汤或小柴胡汤等中药调治多能收到较好的效果。

　　发热是小儿最常出现的症状，其实其原因也较简单，最常见的一种是吃多了，消化不动了，另一种是感冒了，也可以说是受凉了。第一种往往患儿口气较重，大便或秘结或酸臭，吃点助消化的药或泻药很快就好了。而感冒引起的发热最令家长头痛。因为家长都怕把孩子烧坏了，怕烧成了脑膜炎等。其实这是家长的误解，脑膜炎常可引起发热，但发热则不一定会出现脑膜炎。小儿的发热对医生和家长来说都是一个考验，目前对于小儿发热最时髦的方法就是输液，输的都是抗生素、抗病毒药及激素，输几天大多可以病愈。但病愈后孩子往往多日不思饮食、面色青黄，犹如霜打的茄子。采用输液的方法最简单，一般不用辨别是寒热虚实。如果用中药来治则是对医生的一个较大的考验，因为烧与不烧一目了然，药不对证，吃再多也不会有效。我常常半夜或凌晨被电话吵醒，打电话的几乎都是患儿的家长，因为他们的孩子在发高烧。面对这些电话，我总是耐心给他们指导，我理解他们，因为我儿子小时候也发过烧，当时我的心情也是一样的。

　　一小儿高热39℃多，前边已经输了几天液，患儿面色红红的，时而哭闹。我建议让患儿吃点中药，家长比较疑惑，显然对中药没有信心。经过解释，家长表示愿意接受中药治疗。我为患儿开了小柴胡加石膏汤，免煎颗粒3剂，并开了50g生石膏，令其与等量大米熬米汤喝以辅

跟名师　做临床
——医林优俪三十年临证集粹

助退热。拿药后，当即开水送服了一包，小家伙还算争气，把药都喝了进去。晚上家长通过微信和电话与我联系，体温最高时达39.8℃，看他非常焦急，我建议他如果不放心可以到医院输液先控制一下。第二天凌晨5点多钟，家长带患儿到了医院想化验一下，医生说小儿不好抽血，等到8点再抽血查，此时患儿的体温已略有下降。家长打电话咨询我，我告诉他先回家给孩子继续吃药，喝米汤，继续观察。患儿家长在微信中告诉我，下午3点降到了38.2℃，晚上7点时体温降到了37.5℃。第三天的凌晨1点1分，家长在微信里告诉我："宝宝好了！"上午患儿过来复诊，体温已经恢复正常，看到患儿的那可爱的笑容，我由衷地为她高兴，宝宝真棒！

晚上，有时候我也上一上QQ，于是认识了许多群友，他们在网上也常向我求医问药，其中小儿发热的也不在少数。安徽的某患儿发热39.5℃，服用退烧药后，药力一过则体温继续上升，因没法过来看，我只好把处方（黄煌老师的退热汤：柴胡24g，黄芩10g，连翘30g，甘草10g）发给他，患儿服药后次日热退。

经过无数次的验证，我发现，中药退热是逐渐下降的，下降后比较稳定，一般热退即愈。西药退热较快，但药力一过则复热，有一种治标不治本的感觉。中药治愈后孩子抵抗力得到了提高，西药治疗后孩子的抵抗力下降了。如果烧的过高，我建议先服点西药把热控制一下（安慰一下家长），然后口服中药以治本，这样既安全又有效。

让小孩少生病的诀窍

如今生活条件好了，吃的东西营养丰富，品种繁多，不能不说是件好事，但我发现，孩子们的身体并未因为物质的丰富而变得更健康。我们经常见到一些孩子面黄肌瘦，非常容易生病，或反复感冒，发烧，或不愿吃饭，或经常腹泻，三天两头往医院跑，这些家长甚为头痛。我每天都在给家长讲如何才能使小孩少生病的道理，有的家长听，有的不听。实践证明，按我要求做的，基本上不用再去医院了。

生活在大自然之中，被无数的微生物包围着，不生病是不可能的。小孩从小到大要不断接受大自然各种致病微生物的挑战，才能健康地长大。偶而生次病没什么，经常生病就不好了。根据我多年的临床经验，如此做会让小孩少生病。

一、若要小儿安，常受三分饥与寒

小孩的免疫功能虽弱，但对致病微生物的侵袭有足够的反应能力，他们有战胜致病微生物的能力。所以，不要保护过度，如明代医家万全说："若要小儿安，常受三分饥与寒。饥谓节其饮食也，寒谓适其寒温也，勿令太饱太暖之意，非不食不衣之谬误也。"也就是说，不要让孩子穿得太多太厚，否则的话，出汗太多，遇风则易感冒；再者，不要让孩子吃得太饱太好，避免脾胃负担过重，小儿脏腑娇嫩，消化吸收功能尚未健全。虽然发育旺盛，对营养物质需要迫切，但是，脾胃运动消化功能相对不足，若吃得过饱，使胃肠负担加重，消化功能紊乱，容易发生积食、腹痛，导致胃肠炎、消化不良等疾病。凡事适度即可，小孩就少生病了。有的父母担心这样会影响小孩的生长发育，孰不知孩子少生病，生长发育反而更快更好，岂不是好事么？更何况当今盛世，又不是饥寒交迫的年月，孩子吃穿都不缺。

另外适当喝白开水、保持黏膜湿润也很重要，喝水可以保持黏膜湿润，使之成为抵挡细菌的重要防线。上幼儿园、外出时让孩子背着水瓶，渴了随时喝。注意要喝白开水，而不是各种含糖饮料。

二、孩子生病有先兆，去火通便是关键

很多孩子生病前或三天或五天就有先兆了：往往是胃口不好，爱闹人发脾气，夜卧不宁，满床翻滚，蹬被子，磨牙，说梦话，口臭，大便干，小便黄，手心热，口唇红，或让孩子伸出舌头看一看，往往能见到舌红，苔黄厚腻，在这个时候如能找中医开些清热去火消食的中药吃一吃，或者服一点"肥儿丸"通一通大便，就会少生一次病。不要等病厉害了再找医生看。不过我们感觉早期吃点大柴胡汤会更好一些。

三、良好的情绪和有效的药物可增强免疫功能

良好的情绪可激发免疫系统的活力，从而起到充分地保护机体的作用。父母为小儿创建一个和睦的家庭氛围，是宝宝免疫力保持良好状态的前提。确有体弱多病的小儿，可找医生开点增强免疫功能的药物，如我院赵和平主任医师研制的儿宝 1 号、儿宝 2 号等系列膏剂，效果不错（处方组成见本书验方一束部分）。

四、不要随意使用抗生素，要让免疫系统得到锻炼

我经常会遇到妈妈带孩子来看小感冒，开药吧实在不值得，不给开点药又不能平抚家长的恐慌，小孩子动不动就去输液挂吊瓶，这很不好，这样做对小孩的免疫功能不利。当感染不是很严重时，尽量不要用抗生素，而是靠自身的抵抗力，使免疫系统得到锻炼。这样当下次再遇到同样的"敌人"，已经训练过的免疫细胞便会产生出有针对性的免疫力，从而保护身体安全。当然，病情严重时，该用抗生素时也还是

要用，耽误了病是不应该的，只是要把握好分寸。我儿子现已考入湖北中医药大学，他从小基本上吃的都是中药，很少用西药，更不用说抗生素。

五、辨别小儿体质，饮食各有不同

人的体质不同，有的人为阳亢（内热）体质，火常旺，不宜多吃鸡、鱼、虾、羊肉、排骨、橘子、葡萄、荔枝、草梅、樱桃、桂圆、辣子、豆豉等温燥上火之物；有的为阳虚体质，气火不足，不宜多吃西瓜、苦瓜、芹菜、黄瓜、啤酒、冷饮、冰糕等寒凉下火之物。平常也不宜服用清热解毒败火的汤药及中成药，以免药不对症，损伤脾胃，反致免疫功能低下。据我观察，现在的小儿内热体质也就是上火的体质比较多，所以，尽量少吃或不吃各种油炸、熏烤、过甜的食品，以免内热蕴结。没有内热，一般是不会感冒的。现代孩子容易偏食，导致营养不均衡，进而造成抵抗力下降，所以应当合理安排肉、蛋、新鲜蔬菜在三餐中的比重，而且摄入的水果品种应当尽可能多样化。

六、体质虚弱，健脾为主

中医认为，脾胃是后天之本，脾胃功能好，则气血生化有源，孩子身体就健康，如果脾胃虚弱，则气血生化乏源，再好的东西也不能吸收。健脾可以服用参苓白术散、鸡内金散，也可以应用赵和平主任医师的经验方儿宝 2 号膏，它是用补气健脾、开胃消食的药物浓缩而成，有甜味，口感好，小儿也愿意吃，效果也好。《儿宝 2 号膏治疗小儿厌食症的临床研究》2014 年被评为湖北省重点科技成果，儿宝 2 号膏在我院应用极为广泛。

恼人的耳鸣

　　耳鸣是临床常见病、多发病，一部分耳鸣患者曾有中耳炎病史，也有相当一部分患者查无实据，西医多诊断为神经性耳鸣。如果患者耳鸣的时间短暂，只需注意休息，再吃些营养神经的药物，可能就恢复了，但也有一些患者，用尽各种方法都没有效果，我们常称之为顽固性耳鸣。耳鸣非常恼人，越是在夜深人静的时候，鸣叫得越是厉害，常让人难以入眠，即便你恼羞成怒，也无济于事，它该响还是响，有时你越生气，它响得越是厉害。

　　中医认为"肾开窍于耳"，也就是说耳病责之于肾，所以医生们常会给患者讲，你的耳鸣是肾虚造成的，但是患者服了许多补肾的药物，如六味地黄丸、杞菊地黄丸、耳聋左慈丸等，却如泥牛入海，见不到丝毫效果，也有的患者越吃耳鸣越严重。当了二十几年的医生，我们治疗过很多耳鸣、耳聋的患者，说实话治好的并不太多。难到中医的理论错了吗？不然为何没有效果呢？多年来，我也一直在思考这个问题，终究不得其解。《灵枢·九针十二原》曰："言不可治者，未得其术也。"我一直相信这句话的正确性，可能我们治疗耳鸣还未入门，没有找准靶点，未得其术，也可以说是还没找到治疗耳鸣的"钥匙"。后来，我们又重新阅读《黄帝内经》，发现经文中关于耳鸣的记载还真不少，书中记载肾虚所致的耳鸣常伴有腰腿的酸软，如"胫酸耳数鸣"，反观我们的患者，大多体质较好，既没有腰酸腿软，又没有头晕目眩，肾虚从何而来？显然我们的辨证是有问题的。《素问·生气通天论》曰："阳不胜其阴，则五脏气争，九窍不通。"可见阴阳的不和与五脏的不协调都可导致九窍的不通，当然耳鸣也在其中。所以，我们不能被"肾开窍于耳"的说法所束缚，要努力寻求其他的思路与方法。

　　经过多年的实践，我们也逐渐感受到调和阴阳、调整整体有多么的重要，如果只盯着局部的症状来治，是很难把病治好的。去年一朋友过来找我，说耳鸣已有两年多，中西药物吃了无数，针灸也做了不少，没有得到明显的改善，问我有没有良策。我说："我已找到了治疗耳鸣的方法，你可以按我的方法来治疗。"她的面色暗，舌质也暗，舌苔水滑，下肢的皮肤粗糙，这都是体内有瘀血和水湿的表现，与肾虚并不相干，故补肾无效。我采用五苓散加桃仁、牡丹皮等活血的中药，表面上看，没有哪味药与耳鸣相关，但它却能改善全身血液循环和水液代谢，5剂药后即见到了明显的效果，治疗不到一个月，耳鸣消失，患者非常满意，我们也无比的激动，因为我们终于找到了打开治疗耳鸣这扇大门的入口。后来又陆陆续续治疗了多位耳鸣的患者，均收到了很好的效果，使他们恢复了健康，解除了烦恼。但我们根据患者的体质与病情，所采用的方法每个人都又有不同。因为任何局部的症状都可能是全身的反映，只有把全身调好了，局部的症状才能够彻底消除，头痛医头，脚痛医脚，则很难解决问题，治疗耳鸣如此，治疗其他疾病也是一样，这也是中医精妙之处所在。

痤疮也可以这样治

2016 年的五一，儿子放假回来了，当时他学中医已有两年了，对中医产生了浓厚的兴趣，有时候我们一起探讨一些医学理论和实际病例，他希望可以尽快入门，我也希望他快速成长，少走弯路。儿子向我请教痤疮的治疗，我说："治疗痤疮没有一张万能的方子，要根据患者的体质因证处方。"他不以为然，他认为既然是疮，就应治以清热解毒。

次日下午，他领一朋友过来找我看病，患者面部，尤其是下颌部长满了痤疮，色红而痒，他问我当如何治？我说："《素问·生气通天论》上说：'劳汗当风，寒薄为皶，郁乃痤。'"所以说虽然看似热证，但不能只顾清热，当知有风寒的存在，故当于清热药中加入发汗之品，如荆芥、麻黄之属。也就是《黄帝内经》上所说的"汗之则疮已"。儿子尽管点头，但我看得出来，他内心并不服气。

遂处以赵和平老师的消痘饮加减：生地黄 15g，白芍 10g，川芎 10g，当归 10g，僵蚕 10g，蝉蜕 10g，浙贝母 15g，桔梗 6g，连翘 30，麻黄 10g，甘草 6g。5 剂，水煎服，每日 1 剂。5 月 8 日下午，患者如期而至，服 5 剂药后，痤疮都已消失，未再新起。他问我痘痕能否消失，我说可以，需要继续服药治疗，患者表示满意。

我把治疗后的痤疮图片发给儿子看，儿子这才相信，痤疮原来还可以这样治。

其实治疗痤疮也很简单。一是要辨对体质，不能只注重痤疮局部，一定要关注患者的体质，不能只想着清热解毒，之所以起痤疮，是因为局部的不通畅，郁而化热，只要能把它疏通开，或活血，或发汗，气血

临证一得

流通开后，自然痤疮就会消失；二是饮食一定要控制，一边治疗一边吃麻辣肥甘之品，则很难治愈；三要注意早点休息，不要熬夜，保持大便通畅。记得我刚当医生的时候，我院有一位年近四旬的张医生，他是中医世家，他满脸都是痘痕，当时我感觉非常奇怪，于是问他为何不治，他说没法治，因为他每天都要喝最少半斤酒，抽一盒烟，且喜食肥甘厚味，管不住自己的嘴。是啊，生活上不注意，良医弗为！

痛经——女人的噩梦

　　痛经是妇科常见病和多发病，病因多，病机复杂，反复性大，治疗棘手，尤其是未婚女青年及月经初期少女更为普遍，表现为妇女经期或行经前后，周期性发生下腹部胀痛、冷痛、灼痛、刺痛、隐痛、坠痛、绞痛、痉挛性疼痛、撕裂性疼痛，疼痛延至腰骶、背部，甚至涉及大腿及足部，常伴有全身症状：乳房胀痛、肛门坠胀、胸闷烦躁、悲伤易怒、心惊失眠、头痛头晕、恶心呕吐、胃痛腹泻、倦怠乏力、面色苍白、四肢冰凉、冷汗淋漓、虚脱昏厥等。其发病之高、范围之广、周期之近、痛苦之大，严重影响了广大妇女的工作和学习，降低了生活的质量。

　　男人以肾为根，女人以肝为本。女性气血调和，内分泌就正常，就不容易痛经，身体就健康。二十余年来，我们治疗过许许多多的痛经患者，常常采用活血化瘀的桃红四物汤等方剂加减，虽有一定疗效，但下个月往往还是痛，要经过多个周期的治疗才能解决问题。后来，我们通过反复研读经典，方才悟透其中的玄机。《素问·痹论》认为疼痛的原因是感受寒邪，即"痛者，寒气多也，有寒故痛也"。充分说明了寒邪与疼痛的关系。根据《素问·痹论》的观点，我们重新审视痛经的发病原因及症状，患者在受寒或吃凉东西后容易加重，痛时小腹多是凉的，或喜暖而恶寒，这不明显是寒邪在作祟吗？后来我们改弦易辙，采用温散寒邪的方法，果见奇效。

　　某患者，女，46岁，自诉初潮即痛经，随着年龄的增长，痛经有增无减，严重时影响工作，痛不欲生，以前吃三七粉或乌鸡白凤丸等尚能

临证一得

缓解，近年来，服上药无效，经多方治疗，时好时坏，效果并不理想。患者中等体型，面色黄，有黄褐斑，腹软，平素手足冷，来月经时小腹及腰部均冷甚，腹诊右少腹有压痛，舌质淡，苔白，脉沉细。处以当归四逆汤合当归芍药散：当归15g，白芍15g，细辛15g，炙甘草10g，桂枝10g，肉桂10g，大枣10g，通草6g，吴茱萸10g，川芎15g，白术15g，茯苓15g，泽泻15g。7剂，免煎颗粒，每次1袋，每天2次口服。患者当天服药4袋，晚上腹痛即止，服完7剂药后，以后数月未再痛经。患者在电话里激动地说："看来这次的药是很对症的！"

其实有时候疾病很简单，也就是古人所说的"要言不烦"，可是我们人为地把它复杂化了，于是乎分出了气滞血瘀、寒湿凝滞、湿热瘀阻、气血虚弱、肝肾亏损等许许多多的类型，一会清热，一会活血，一会补肾，总是不得要领。其实找准了靶点，对症下药，就如钥匙开锁，拔除病根并不困难。当然也不是所有的痛经都可以用当归四逆汤来治疗，但我们在辨治时一定不要忽视了寒的存在。

小便不利之苦

2016 年 5 月 1 日我值班，门诊来了一位七十多岁的老奶奶，她一脸愁容，手里拿着一个大水杯，里面是多半杯的热水，水中泡的是菊花、麦冬、枸杞子等，刚刚坐下，她又喝了几口。然后对我说："医生啊，你帮我看看，这毛病太痛苦了！"。

原来她近 5 个月来，一直小便不利，不多喝水就不易解出小便，而且小便热烫，麻辣不利，为了解小便，就不得不反复喝水，喝的肚子饱饱的，饭都很难吃下。她到过许多医院去看，医生都给她检查，但所有检查结果都是正常的。她曾打过吊瓶，吃过消炎药，吃过三金片，还吃过清热利湿、清热解毒、补肾的中药，但一点效果也没有。老人一边喝着水一边说："也不知这叫啥怪病，把人都快折磨死了。"

适逢儿子领同学来我门诊看病，于是我问他如何诊治老奶奶的小便不利。他说："她小便不利，而且热烫，应该是湿热引起的，可用八正散。"我没有表态，开始耐心给她诊察，老奶奶除了小便之苦，还容易上火，经常牙龈肿痛，口唇暗红，平时怕冷畏风寒，冬天手足冷，下肢有静脉曲张，舌质暗红，苔白腻，脉沉细。看完以后，我对儿子说："看病要有整体观，不能只盯着个别的症状，有时你越是想解决她局部的症状，越是解决不了。老人家明显是内热外寒，上热下寒，是一种不协调的表现，不协调的原因与体内水液代谢紊乱和血液循环不畅有关。"儿子听了我的解释，好像是听懂了。我问他可用何方，他说："可用桂枝茯苓丸（桂枝茯苓丸是活血化瘀的中药）。"我满意地点点头，说："不错，你说对了一半，解决瘀血的问题用桂枝茯苓丸是对的，但也要兼治她的小便，可加滑石、猪苓、泽泻等利湿清热之品。气血通畅了，水液代谢正常了，全身的症状都会改善。"我开的处方为桂枝茯苓丸合猪苓汤：桂枝 10g，牡丹皮 10g，赤芍 10g，桃仁 10g，猪苓 6g，茯苓 10g，泽泻 15g，滑石 15g，阿胶 10g。5 剂，免煎颗粒，每次 1 袋，每天 2 次，空腹服。

5 天后，患者如期而至，这次老奶奶是空手来的，没再拿水杯，她见到我就激动地对我说："孟医生，真是不知道该怎么感谢你，吃了你的 5 剂中药，小便通畅了，也不热了，也不用再喝水了。"我感觉也很欣慰，因为我们用所学的知识在几天之内为她老人家解决了几个月的问题，再次验证了什么叫效如桴鼓。

当晚，我把这个好消息通过 QQ 告诉了儿子，他很是兴奋，因为这么难缠的病几剂药就能解决的确超乎他的想象。他表示，今年的暑假一定跟我好好坐诊，一定要学到中医的精髓。

手脚怕冷有两端

手足怕冷的人群比较庞大，尤其是在年轻女性中多见，在寒冷的冬天就更多了。有许多人抱怨，与别人握手时别人的手是温暖的，而自己的手却是冰凉的，感觉很不好意思。

手足冷古人称之为"四逆"，也就是四肢逆冷的意思，而且《伤寒论》中还有四逆散、四逆汤、当归四逆汤、通脉四逆汤等专方来治疗。这些方子也是我们帮助患者解除手足冷的良方。

尽管都是手足冷，但实际上有寒热两种不同的类型。一种是真正的阳气虚，身体没有足够的热量到达四肢的末端，治疗应该用附子、干姜、肉桂等热药，饮食可吃羊肉等；另外一种是阳气郁滞，也就是说身体里面是一团火，经常上火，外面是一层冰，手足怕冷，由于经脉不太通畅，身体尽管有足够的热量，但不能到达手足才导致了冷。可见手足冷不一定都是寒证，不一定是阳气虚，一定要辨清楚，否则治疗是不会有效果的。

一跟诊的学生，手足怕冷，曾服温热中药多剂并接受针灸、雷火灸等治疗，未见明显改善。我见她面色红润，舌质亦偏红，且心烦易怒，迎风流泪，认为是典型的内热证，于是给她开了四逆散：柴胡15g，白芍15g，枳壳15g，甘草10g，免煎颗粒，7剂。药后她的手足已转温，心情也好转了不少。我建议她多晒晒太阳，多爬爬山，加强运动，以避免气血不畅再出现手足冷。

此外，经常自己按摩合谷、三阴交、涌泉等穴位也有一定好处，用艾叶熬水泡脚也是一个好办法。

临证一得

据我观察绝大多数年轻人的手足冷都是阳气郁滞所致的，真正阳气虚所致的手足冷并不太多。可惜有些人只记住了《素问·调经论》中的"阳虚则外寒"。只知其一，不知其二，误治者多矣！

"松紧"都可治病
——趣谈眼肌痉挛与遗尿的治疗

我所说的"松"与"紧"是一种形象的说法，也就是说"松"的疾病我想办法让它"紧"，"紧"的疾病想办法让它变"松"。

举个例子说明一下，有一些人由于紧张、劳累等各种原因出现不停地眨眼，也就是人们常说的"眼肌痉挛"，虽无性命之忧，但观之不雅，患者也异常难受，西医治疗本病多采用注射肉毒素，可能有一定效果，但大多数很快就会复发。眼肌痉挛是一种紧张性疾病，所以我们可以采用让它松弛的办法来对治，比如芍药甘草汤、四逆散及钩藤、全蝎等缓解痉挛的药物常可获效。

前几天一年轻女子到我门诊来看风湿病，她一进门我就注意到她的眼睑在不停地跳，我问她治疗过没有，她说治了许多地方，没有效果。我说此病简单，我曾治疗过多例，让它松弛下来即可治愈，治如上法，患者的眼睑很快停止了跳动。

有一老年女性，她是慕名来找我看遗尿的（虽然我们是风湿科，但也有许多疑难杂症患者因久治不愈而来我科治疗）。她遗尿已有几个月了，以前得过中风，近几个月来，她一直在垫尿不湿，极不方便且有臊味，给老人家带来了极大的痛苦。我一直在想，她遗尿是因为她的膀胱括约肌松弛，收缩不紧，故而遗尿，就好像水龙头用久了，不能拧紧一样，我们只要增强她的肌肉的力量，让它收缩有力，自能固摄小便。中医认为，脾是主肌肉的，所以健脾就可增强她膀胱的功能，于是我给她用了大量的黄芪、白术、桂枝、茯苓等，半个月后，患者的痛苦基本解除。

　　说来也有意思，这位老人家的妹妹，见我治疗她姐姐的遗尿有效，也想让我给她瞧一瞧。原来她是每天小便次数太多，而且小便量少，排泄不畅，但无疼痛感，腰腿都凉，且经常吐唾沫。我依然是给她从脾治，采用干姜、甘草、白术、茯苓、桂枝等温阳健脾的药物治疗，患者服药3剂，症状基本消除。

　　其实在中老年人中有许多人一劳累就遗尿，或一笑或一咳嗽就遗尿，俗称"夹不住尿"，可是由于不太严重，很多人都不到医院去看。其实，这些人，用我所说的"紧法"大多是能治愈的。我戏称这种方法叫"松则紧之，紧则松之"。

治疗风湿病，中西医可以互补

白天一直在忙碌，查房、看病、开药，晚上还要准备微信公众号的内容，如果有时间，我还会为好大夫在线、QQ群或微信群里的朋友们解答一些问题，每天像个陀螺一样，不停地转。尽管每天面对的患者不同，但回答的问题却是极其的相似，回答最多的问题莫过于"得了风湿病，我是该吃西药治疗，还是吃中药治疗？"

单田芳老人家讲评书经常讲："人分三六九等，木分花梨紫檀。"有时一场大风刮过，树林中有的树木安然无恙，而有的树木则被刮断了，原因就是它们的质地不一样，脆的就被刮断了，柔韧性强的则平安无事。人也是一样，如果林黛玉和花和尚鲁智深同时淋了一场大雨，林黛玉很可能会一病不起，而鲁智深则可能安然无恙，这就是体质的差异。

其实中医也好，西医也罢，都是治病的手段，没有必要把它们对立。两种体系一个源于中国，一个源于西方。西医从微观研究，中医从宏观研究，方法虽异，但研究的人是一致的。西医侧重对于病的研究，而中医看中的是人。用黄煌老师的话来说就是："西医是治人的病，中医是治病的人。"两种医学各有优劣，常可互补。

得了风湿类疾病，进行各种详细的检查是有必要的，有些疾病不检查，光靠医生的感觉可能会有偏差。当然也有许多疾病把全身查了个遍，也未发现任何异常，只是本人会感觉到疼痛、麻木等不适，我们也不能说患者没病，这些毛病，中医统统称之为"痹证"。

风湿病的种类繁多，按照西医的划分，风湿病大约包括十大类，一百多种疾病，如常见的类风湿关节炎、强直性脊柱炎、白塞综合征、系统性红斑狼疮等。虽然不同的疾病病因、病理不同，但用药大致包括以下几类，如非甾体抗炎药（也就是我们常说的消炎止痛药）、慢作用药（来氟米特等）、激素类药（泼尼松等）、生物制剂。各种药物有各种药物的长处，常常多种药物联合应用，但无论哪种药物都不尽人意，要么副作用太多，要么价格昂贵。

　　中药相对来说还是比较安全的，但也有比较猛的，如川乌、草乌、马钱子、雷公藤，这些药物效果好，但不可乱用，否则也易中毒。中医最大的长处是辨证论治，可以根据患者的病情与体质下药，如黄芪、党参可以补气健脾，当归、白芍可以养血活血，杜仲、骨碎补可以补肾强筋壮骨，这些药物都可以改善体质，增强患者的抗病能力。《素问·刺法论》曰："正气存内，邪不可干。"《素问·评热病论》中云："邪之所凑，其气必虚。"也就是说，人体的正气旺盛的话，就不会得病，之所以得病，是因为人体的正气虚了，这话是很有道理的。大家可以看一下我们身边的病友，尤其是风湿病，有哪个是身体非常强壮的？

　　下面以类风湿关节炎为例，谈一谈我的看法。

　　人的一生是很不容易的，得病也是很正常的事。很多人得了类风湿关节炎后意志消沉，总是弄不明白，为什么别人不得，偏偏是自己得了这个毛病。有时候得病真的不由自己做主，类风湿关节炎有一定的遗传倾向，但并非每个人都是因为遗传得的，往往是在抵抗力差的情况下再遇到受凉、劳累、感染等诱因而发。既然得了这个病，我们懊恼也不顶用，心情越差，病会越严重，恢复的也越慢。既来之，则安之。我们应该以一种积极的心态来面对，想办法在医生的帮助下战胜病魔，恢复健康。

　　对于消炎止痛的药物，在疾病发作时，可以服用，但不要空腹服，因为所有的止痛药对胃都是有刺激的，有些病人吃止痛药吃多了或吃久了会出现胃溃疡及胃出血等。一定要在医生的指导下"量胃而行"，不可盲目加量，更不能两种止痛药同时服用。

　　慢作用药品种较多，如甲氨蝶呤、来氟米特、羟氯喹等，一般来说，一旦确诊了类风湿关节炎，如果肝肾功能、血尿常规都正常的话，可以考虑服用1～2种慢作用药，但这类药物副作用比较多，有可能出现对肝肾、造血系统的损伤，所以一定要在医生的指导下定期复查，不可盲目的吃起来没完。

激素是个魔鬼，效果最好，也最令人痛恨。服用激素后大多数患者见效迅速，今天吃，今天就见效，但停药后，很快就会疼痛如初，甚至比原来还痛。我们通常称之为"反跳"现象。如果吃的量大，突然间停掉的话，还有可能导致休克。久用激素副作用比较多，我们能看到的是脸越来越圆，像个苹果，肚子越来越大，像扣了个小锅，也就是出现不正常的肥胖。我们看不到的危险还有很多，最严重的就是股骨头坏死，我们在临床上看到的因为吃激素导致股骨头坏死的太多了，年轻轻的就拄上了双拐，很令人痛心。那么激素能不能用呢？我的观点是能用其他方法控制的就不用，能用小量的就不用大量的，能短时间用的就不长时间用。当然了，现在研究小剂量激素对控制类风湿关节炎的进展和骨质破坏还是有好处的，如果要用的话，一定注意适当补钙，每天可吃一片钙片，平时可以晒晒太阳（如果合并有红斑狼疮的不能晒）。还是我开始说的那句话，人与人差异很大，有的人激素吃了不少也没事，也有的人吃的时间虽不长，但出现了股骨头坏死。切忌盲目应用，有情况不妨多与医生交流。

生物制剂是近些年才兴起的治疗方法，一般来说，见效较快，对于一些病情比较顽固的患者，服用的各种药物都效果不理想，可以考虑应用生物制剂。它的缺点是价格昂贵，生物制剂用完后，药物照常要吃，不吃也易复发。应用生物制剂也有一定的风险，如可能会出现感染等。不过生物制剂还是不错的，如果家庭条件好的患者，可以考虑应用。

中医中药是我们的国粹，有她独特的优势，应用中药可以辨证论治，针对患者的体质、舌苔、脉象等用药，更强调个体化治疗，不仅可以控制疾病的进展，改善患者的症状，更能减少副作用。除了中药，中医还有针灸、熏蒸、足浴、贴敷、黑膏药等丰富多彩的治疗手段。我们治疗风湿病从来不排斥西医西药，但我们更突出中医的调养与治疗。无论中医还是西医，只要能控制住疾病都是好的方法。经过二十多年的探索，我认为，到目前为止，"中医为主，中西医结合"是最佳的选择。

岳美中先生治疗磨牙症

　　磨牙（咬牙）一症，多见于小儿虫积，成年人则很少见。1974 年
2 月 22 日，友人宋某携其子来访，谈及其子已 25 岁，每夜入睡后，即
上下齿相切磋，振振有声，可闻于户外，同屋之人，往往惊醒，自己殊
以为苦，问岳美中先生能否以中药治愈？岳老云旧医籍中还未见过，临
床上亦没有经验，只可据四诊投药以试治之。因切其脉滑象显露，望其
体，肥壮面色光亮，断为痰饮蓄于中焦，足阳明之脉入上齿，痰阻经
络，滞碍气机，或导致磨牙。处以二陈汤加焦荷叶以燥湿化痰。

　　法半夏 9g，云茯苓 9g，化橘红 9g，炙甘草 6g，焦荷叶 9g。水煎服
10 剂，以观后效。

　　服 5 剂后，磨牙声即减少，10 剂服完，同屋之人，已不复闻其齿
牙相击声了。嘱再服数剂，以巩固疗效。中医学很强调痰之为病，故有
"痰生百病""怪病生于痰"之说。本例患者之痰系在中焦上影响到齿
牙，在脉象等体征中有所体现，故投二陈，效如桴鼓。

　　按： 磨牙一症临床非常常见，记得读大学时，某同学晚上磨牙相当
严重，常弄的大家不满，于是，有人把臭袜子放其口鼻处，仍然无效，
最后只能将其唤醒，等大家睡着以后他再睡。经过多年的临床，我们也
治愈了许多磨牙者。此案例岳老是从痰入手治疗磨牙症而获效的。据临
床所见，本病小儿尤多，有的是有寄生虫，有的是有食积，我们对于食
积化热者常可采用保和丸加蝉蜕、黄连，也有一部分人与精神紧张有
关，可采用解郁汤（四逆散合半夏厚朴汤）等治疗，还有一部分体格比
较健壮的，我们采用大柴胡汤取得了较好的效果。

喝水多的危害

水是生命之源，人体的大部分都是水，可以说离开了水，生命也就终结了。不知从何时起，开始流行每天喝 8 杯水，真的有必要喝这么多水吗？

一种观念的产生可能会给人带来好处，也可能会给人造成很大的伤害。但普通的百姓对一些观念是缺乏辨别能力的，所以只有盲从。记得在 2003 年非典期间，各种验方开始流传，某专家说吃某药可以预防非典，于是大家都开始服用。有一次我们家附近一个幼儿园的园长发现报纸上说用生姜、葱须、陈皮熬水喝可以防非典，随后在幼儿园开始大锅熬制，发给小朋友们喝，结果许多小朋友出现了发热、咽痛，真是越怕发热越来发热的。这就是盲目跟风造成的恶果。

回过头来我们再说喝水的问题。如果把人比作一台机器，那么它的精密度是超乎想象的。人体缺水了自然会以口干、口渴的方式来报警。许多病人过来就诊时，我都会问他们喝水吗？结果许多人都说喝水。我问："你口渴吗？"病人会回答："不渴，不是说多喝水能排毒吗？现在喝水已经习惯了。"

其实这代表了大多数人的观点，以前我也曾被这种观点所影响，但我没有大量喝水，因为我并不渴，更喝不下 8 杯水。人体喝水、吸收水、代谢水、排水都要消耗能量。人们只会觉得水喝下去，就会清理肠胃，清理细胞，排毒，而忘记了人体需要能量来消化水，尤其是喝凉水，身体还要代替微波炉把水暖热再开始消化，身体其实是很可怜的。

可能有人会觉得不喝水的人会上火，体内垃圾比较多，每天又脏又臭，全身充满毒素，可实际情况还好，这些人也平安无事，也很健康。人们普遍认为身体里太多的盐分、杂质不好，所以要喝大量的水把杂质排出来，其实这只是一种想象，只是一厢情愿。

其实喝水多了并非好事，喝到体内的水代谢不掉就会积累，形成水饮。中医有一种体质叫水毒体质，实际上就是体内的水太多了，排泄不掉，最明显的就是这种人的舌头是胖大的，舌头的边缘有齿痕，舌苔的水气也比较大，这些人容易面部浮肿、腿肿、咳喘、过敏或患风湿病关节肿痛。遇到这种情况我常对患者说："把水戒掉吧！"

水并非喝的越多就越好，还是要看自己身体的需要，如果喝多了同样会成为身体的负担。我们可以看一看自己的舌头，如果舌边有齿痕的话，就不要再没完没了的喝水了，水喝多了也会中毒。

腰椎病的经验良方——补肾通络丸2号

　　"腰"字的左面是肉，右面是要，是一个形声字，"要"是"要害""重要"的意思。腰可交通上下，是人体的重要支柱。《素问·脉要精微论》曰："腰者，肾之府，转摇不能，肾将惫矣。"可见腰与肾有着密切的关系。

　　时代进步了，很多领域实现了现代化，有些人摆脱了长期的重体力劳动，但随之新的问题又出现了，出门可以坐车、开车，休息时可以打打麻将，一坐就是很长时间，于是乎腰椎病越来越多了。我们每年都会看大量的腰椎病患者，年龄大的有八九十岁，年龄小的只有十几岁。有人可能会问，那么小怎么会得腰椎病呢？其实这并不新鲜，中小学生长期伏案学习，长期玩电脑、玩手机，怎么会不得腰椎病呢。

　　腰椎病是一个总称，包括了腰椎间盘的膨出、突出、骨质增生等。经过长期临床，我们发现，过度劳累是导致本病发生的主要原因。《素问·经脉别论》中说的"生病起于过用"在当代又得到了很好地验证。其次，受凉也是导致本病发生的重要诱因。我们经常见到有的患者吹了一夜空调，次日腰已痛得不能起床。也有的人干完活在地上坐了一会儿，再起来就不能走了。中医认为"寒主收引"，受凉以后筋脉拘挛，就会导致疼痛。

　　那么怎样来治疗呢？上网搜一搜你就会发现，治疗的方法可谓五花八门，各种方法都有，有的认为手术好，有的认为微创好，也有的认为针刀好，仁者见仁，智者见智。一般来说，手术还是要慎重一些，如果出现了瘫痪、大小便失禁，则需要手术，否则还是以保守的方法较好。

刚才说到"腰为肾之府",其实腰痛与肾有着非常密切的关系,之所以腰椎出问题,与腰椎周围的肌肉韧带松弛、固定无力有关,与患者的肾虚有关,所以我们治疗本病也多从肾入手,确切地说是从补肾入手,辅以活血通络,多能取得较好的效果。我们采用这种方法始于1994年,当时村民高某,男,50岁,因长期劳作而患有腰腿痛,诊为腰椎间盘突出症,经针灸等方法治疗效果不佳,后采用补肾通络法治愈,这坚定了我们探索本病治疗方法的信心。后来我把药制成丸剂,最初名之曰"补肾通络丸",后来命名为"补肾通络丸2号方"。本药服用方便,且价格低廉。

河北省患者刘某,患腰椎间盘突出症近半年,曾到北京、石家庄等多处诊治,效果不显,因为突出物压迫神经严重,疼痛难耐,手术日期已定,后经病友介绍,患者不远千里,乘火车来到我院诊治,服用补肾通络丸2号辅以理疗治疗近一个月,疼痛显减,回家又吃补肾通络丸2号方数月痛止,患者后来开办养鸡场等,十余年过去了,一直未再复发。

病人常常问我多长时间能好,我则对他们说一般最少要吃3个月,因为它不是止痛药,是对身体内部的调整,至少服用3个月,效果才能巩固。经过长期观察我们发现,服用中药治疗的患者疗效比较巩固,复发者极少,而仅仅以理疗等方法治疗者则易复发。

现把补肾通络丸2号方公布出来,供大家参考。

补肾通络丸2号方组成:熟地黄、鳖甲、白芍、肉苁蓉各30g,鹿茸、三七、生乳香、生没药、胆南星、山慈菇、皂角刺、威灵仙、透骨草各15g,炙马钱子18g。上药共研细末,水泛为丸,每次3～5g,每天2次,饭后口服。3个月为1疗程。

由于方中有马钱子,故在临床应用时要多加小心,不可超剂量服用。应该循序渐进,从小剂量服起,逐渐加量,每天炙马钱子的摄入量不宜超过0.6g。

民谚云:"马钱子,马钱子,马前吃了马后死。"即言其有剧毒,服之可数步毙命。但本药运用得当,确为良药。临床多用于治疗风湿顽痹，麻木瘫痪。《医学衷中参西录》载"其毒甚烈……开通经络，透达关节之力实远胜于它药也。"故其为治风湿顽痹、拘挛疼痛、麻木瘫痪之常用药，可治疗各种风湿病，包括类风湿关节炎、强直性脊柱炎、骨关节炎等。单用有效，也可配麻黄、甘草、乳香、没药、全蝎等为丸服；《现代实用中药》用马钱子与甘草等份为末，炼蜜为丸服，以治手足麻木、半身不遂。用于散结消肿定痛，可与穿山甲同用，如《救生苦海》中的马前散、《外科方奇方》中的青龙丸等；若喉痹肿痛，可配山豆根等研末吹喉，如《医方摘要》番木鳖散。治疗胃下垂可配伍黄芪、枳壳、升麻。现代研究表明，马钱子具有明显抗炎及抑制免疫反应作用。

马钱子的炮制至关重要，我们常采用张锡纯制法：将马钱子先去净毛，水煮两三沸而捞出，用刀将外皮皆刮净，浸热汤中，日暮各换汤一次，浸足三昼夜，取出，再用香油煎至纯黑色，擘开视其中心微有黄意，火候即到。用温水洗数次，以油气净尽为度。（《医学衷中参西录》）因本品味极苦，入汤剂及散剂往往难以下咽，故临床应用时常配合相关药物，制成水丸，每日服量不超过药典规定量。临床观察，患者服药少则数月，多则数年，未发现有蓄毒现象。马钱子虽为良药，但应用时应注意以下几点：①用制马钱子，要炮制得宜（不可炮制太轻，轻则毒性较大；也不可炮制过度，过度则药力丧失）。②用制马钱子要配合其他扶正药，以丸剂为宜。如配熟地黄、芍药等，既增加疗效，又减少其毒性。研究表明，麝香、延胡索可增强马钱子的毒性，故不宜同用。马钱子配伍一定量的赤芍可降低其毒性，随着赤芍用量增大，马钱子毒性降低程度增加。甘草对马钱子毒性亦有影响，有报道，马钱子与倍量以上的甘草同煎，可减少或解除马钱子毒性作用。临床常配用全蝎，全蝎可缓解马钱子的抽搐等副作用。③要从小量开始，逐渐加至治疗量。④对个别敏感者，用微量治疗为妥，出现不适即刻停药。

马钱子的毒理作用是对脊髓有高度的选择性兴奋作用，对大脑皮质及延髓也有兴奋作用。中毒表现为：中毒之初咀嚼肌、颈肌抽动，吞咽困难，呼吸加速，有窒息感，继而发绀、大汗、强直性痉挛、角弓反张、牙关紧闭、面肌痉挛呈苦笑状，严重者可因呼吸麻痹而死亡。抢救措施：首先停药，将患者置于安静的环境中，避免声、光刺激，并以硫酸镁或硫酸钠导泻，静滴呋塞米促进毒物排出。急性中毒者应予立即洗胃。抽搐者可用苯妥英钠静注。对于中毒反应较轻者可取生甘草60g，水煎服，也可以服绿豆汤等解救。

桑树一身都是宝

先民们认识桑树不知有几千年历史了，桑的最早记述出现在甲骨文当中，《诗经》里桑树出没的篇章很多，如《氓》中说："桑之未落，其叶沃若。于嗟鸠兮！无食桑葚。于嗟女兮！无与士耽。士之耽兮，犹可说也。女之耽兮，不可说也。"这是一个刚强女子被薄幸男人遗弃后，写下来的痛心之词，有宁为玉碎，不为瓦全的意思。诗里说，女子用情，如鸠食桑葚而醉，很容易伤了自己的身体。男子的恋情很容易改变，被别的事解脱，而女子一旦用情，就很难挣扎出来。

小时候，家在农村，村里的桑树非常多，房前屋后，随处可见。记得邻居家有一棵较大的桑树，要我们两个小孩才能合抱过来，每到春夏，树上挂满了桑葚，青的、红的、紫的祖孙三代都有，甚是好看，小伙伴们总是禁不住要爬上树摘一些吃，除了我们高兴，还有一群我们当地叫作麻衣鹊儿的灰喜鹊叽叽喳喳地一边吃一边叫，虽然我们也在树上，但它们并不害怕，可能是知道我们这些小孩子也奈何不了它们。当时很羡慕别人家种的有桑树，不知为什么我家没有，后来长大了才知道，原来桑与丧同音，老人说家里种桑树不吉利，现在想起来感觉一些旧俗很是可笑。

按照父母的意愿，我继承了祖业，学了中医，现在想想，我很感激我的父母，由于我性格内向，寡言少语，学习中医很适合我，学习中医不仅可以自我调养，的确也为家人和朋友们解决了许多问题，所以虽然清贫，但心里很是踏实。小时候只知道桑葚好吃，学医后才知道桑树一身都是宝。

桑叶味苦、甘，性寒。入肺经和肝经，有清肝明目、疏散风热之功。可以治疗肝火上炎所致的目赤肿痛，也可以治疗风热感冒，最常用的名方如桑菊饮、桑杏汤都是以桑叶为主的。此外，桑叶也有很好的止汗作用。宋代洪迈《夷坚志》中有这样一则故事：严州山寺有一游僧，形体赢瘦，饮食甚少，夜卧遍身汗出，迨旦，衣皆湿透。如此二十年，无药能治。监寺僧曰："吾有绝妙验方，为汝治之。"游僧适用其法治之，三日之后，宿疾果然痊愈。其方为：单用桑叶一味，乘露采摘，焙干为末。每日两钱，空腹服用，以温开水调服。桑叶还可用于血证。肝主疏泄，疏泄过度则易导致出血，桑叶清肝平肝，则可使肝之疏泄不致过度，故可止血。《傅青主女科》中的加减当归补血汤（当归一两，酒洗，黄芪一两，生用，三七根末三钱，桑叶十四片）中即含有桑叶，该方治疗崩漏多有效验，不只用于老妇，年轻女性亦多有良效。

桑枝也是临床常用中药，中医取类比象，认为树枝可以治疗肢体的毛病。桑枝药性平和，长于祛风除湿，善达四肢经络，内服外用均有效验。通利关节，常与桂枝、羌活、独活等配伍。治疗风湿痹痛，四肢拘挛，屈伸不利或肢体麻木，无论久病、新患，无论证属寒热，均可配用。用于治疗风湿热痹，关节红肿疼痛功能障碍者，可与络石藤、忍冬藤等配伍。本品亦可用于中风半身不遂的治疗。

桑树的根皮称之为桑白皮，中医认为，凡皮一类的药物都可以治疗皮肤的病变，桑白皮也不例外，除了治疗皮肤之病，因肺主皮毛，故也常用于治疗肺的毛病。如常用的泻白散即以桑白皮配伍地骨皮，治疗肺热咳喘。

桑树上有时还有一种寄生植物，称之为"桑寄生"。传说古时候，有个财主的儿子患风湿病多年，每逢阴湿寒冷天气便腰膝酸痛，行动十分困难。据说南山上有一个郎中会治风湿病，财主便派长工前去求医。经此郎中诊治多次，效果不佳。又到一年冬天，财主儿子的风湿痛日见加重，长工又被派去请那个郎中。这天，北风呼号，冰雪封山，行走十分困难，长工走了不远已气喘吁吁，就在一棵老桑树旁的山洞里歇息。想来路还遥远，正在发愁，抬头忽见那棵老桑树上缠绕的小枝条，很像前几次买回来的草药，何不掐几根带回去当药给财主的儿子治病。哪知吃这枝条后十多天，财主儿子的病居然好了起来。财主前去答谢郎中，郎中莫名其妙，仔细询问长工才知原委。郎中便采了些寄生在桑树上的枝条回去，试之，果然有效，遂取名为"桑寄生"。

故事是真是假我们已无法考证，但桑寄生是补益肝肾，祛风除湿的一味中药，这是千真万确的，本药既安全，又有效，是我们治疗风湿病最常用的一味中药。著名的祛风湿名方独活寄生汤里面就有桑寄生的身影，方名以独活寄生命名，可见拟方的医生是很重视这两味药的，一般来说我们应用本方独活和桑寄生都是用30g，量小则效差。

尽管上面说了许多，但我至今最感兴趣的仍然还是桑椹，每年的春夏之交，桑椹上市的时候，我总会买上几斤，慢慢品尝，也许是寻找儿时的记忆吧！

现代药理研究也证实，桑椹果实中含有丰富的活性蛋白、氨基酸、葡萄糖、蔗糖、果糖、胡萝卜素、维生素、苹果酸、琥珀酸、酒石酸及矿物质钙、磷、铁、铜、锌等成分，营养是苹果的5～6倍，是葡萄的4倍。入胃能刺激胃液分泌，促进消化，入肠能刺激肠黏膜，促进肠液分泌，增进胃肠蠕动，因而有补益强壮之功，被医学界誉为"二十一世纪的最佳保健果品"。

中医认为，桑椹味甘酸，性微寒，入心、肝、肾经，为滋补强壮、养心益智佳果，具有补血滋阴、生津止渴、润肠通便等功效，既可入食，又可入药。

现代研究认为，桑椹主要具有以下作用。

1. 补血清血，促进造血细胞生长

桑葚适用于肝肾阴血不足及津亏消渴、肠燥等症。女人需要补血养颜，大枣和阿胶的作用更多体现在"补"，而桑椹具备提高机体造血机能的功效。

2. 增强免疫力，增强血液新陈代谢，具有抗癌、降血糖、降血脂的功效

桑椹具有免疫平衡作用，可以防癌、抗癌。桑椹中的脂肪酸具有分解脂肪，降低血脂，防止血管硬化等作用。桑椹中含有一种叫"白黎芦醇"的物质，能刺激人体内某些基因抑制癌细胞生长，并能阻止血管中栓塞的形成。

3. 驻颜抗衰老

桑椹含有乌发素，能使头发变的黑而亮泽。富含维生素 C 等抗氧化成分，有改善皮肤血液供应，营养肌肤，使皮肤白嫩，可用来美容养颜，并能延缓衰老。

4. 补肝护肾

常食桑椹可有效调理肝阴虚症状，养眼明目，缓解眼睛疲劳干涩的症状。对男女补肾都有很好的功效，可从根源上治疗耳鸣，滋养黑发。

5. 补脑益智

促进小孩智力发育以及缓解成人用脑过度也可以用桑椹调理。

养阴妙药石斛

石斛入药最少已有2000多年的历史了，如《神农本草经》记载石斛"主伤中，除痹，下气，补五脏虚劳，羸瘦，强阴。久服厚肠胃，轻身延年"。千百年来它一直和灵芝、人参、冬虫夏草等被列为上品中药。

石斛品种繁多，如金钗石斛、铁皮枫斗、铜皮枫斗、黄草石斛等。石斛是我国古文献中最早记载的兰科植物之一。其性味甘淡微咸。性属清润，清中有补，补中有清。石斛可以补阴，治疗咽喉干痛，口干舌燥，如《本草通玄》说："石斛甘可悦嗓，咸能润喉，甚清膈上。"古人常以此代茶。《本草纲目拾遗》亦载："以石斛代茶，能清胃火，除暑热，生津液，利咽喉。"据报道，我国著名体育播音员宋世雄长期保持悦耳动听又洪亮的嗓音达40余年之久，就是因为每日饮用石斛茶来持久保养。其保嗓药的妙方是刘渡舟教授介绍的，他对宋世雄说："清利咽喉，保护嗓子，用胖大海不如用石斛效果好。"又如我国著名京剧表演艺术家梅兰芳、马连良、谭富英也常用石斛代茶饮。据宋世雄介绍，石斛形瘦无汁，非经久煎，气味莫出，故取干品10g用文火水煎约半小时，倒入保温杯中代茶慢慢饮服。

石斛的另一个作用是明目，古代有一个非常著名的方子叫石斛夜光丸，是专门用于明目的。本方特以石斛命名，可见制方者对石斛非常重视。

此外，石斛也是治疗风湿病的良药，也就是《神农本草经》中所说的"除痹"。清代《验方新编》中所载的四神煎用于治疗鹤膝风，两膝疼痛，膝肿粗大，大腿细，形似鹤膝，步履维艰，日久则破溃之证。

四神煎：生黄芪半斤，远志肉、牛膝各三两，石斛四两，金银花一两，生黄芪、远志肉、牛膝、石斛用水十碗煎二碗，再入金银花一两，煎一碗，一气服之。服后觉两腿如火之热，即盖被温暖入睡，汗出如雨，待汗散后，缓缓去被，忌风。

本方即是用大剂量石斛（四两）来治疗风湿痹痛，岳美中先生说："历年来余与同仁用此方治此病，每随治随效，难以枚举。"我们常减其量（常用 30～60g）治疗本病，亦取得了很好的疗效。我们以石斛为主药，配用生地黄、海桐皮、鹿角、全蝎等制成丸药，名之曰石斛蠲痹丸，现为我科特色制剂之一，用于临床多年，治疗风湿病以阴虚表现为主者效果满意。

本地药房除了普通石斛，尚有金钗石斛出售，色泽鲜美，效果极佳，但价格为普通石斛的 6 倍。经过长期观察，本品尚有良好的营养神经及安神作用，故常配以蝉蜕、钩藤等治疗小儿夜啼及神经衰弱等症。

古代医家多用石斛来治疗脚弱腰痛的病证。如《外台秘要》记载的生石斛酒，用生石斛三斤，牛膝一斤，杜仲八两，丹参八两，生地黄三升，泡酒，用于治疗风痹脚弱，腰胯疼冷。《辨证录》有一方，名石斛玄参汤，用石斛一两，玄参二钱，水煎服，治疗胃火上冲，心中烦闷，怔忡惊悸，久则成痿，两足无力，不能步履。

黄煌老师也非常重视石斛这味中药，认为它对下肢的血管具有较好的保护作用。常把它用于治疗糖尿病等所导致的下肢疼痛、麻木等，如其经验方四味健步汤（由石斛、赤芍、牛膝、丹参各 30g 组成）中即有石斛。

蒲辅周先生擅长应用石斛，蒲老认为：石斛甘平，入足太阴、少阴、命门，专长养阴，养阴而不滞邪，外感热病津伤者，尤多选用。养肝和胃，清肺补脾，每用二钱，入生姜一片，煎水代茶饮。

石斛虽然是一味好药，但毕竟为养阴之品，凡舌苔厚腻、便溏者慎用。

白芥子的临床应用

　　1992 年的夏天，一位同学的大姐来我家找我看病，她患腰痛已有2 年之久，曾服用多种中西药物及针灸治疗，效果不佳。当时我正在看清代的一本书《验方新编》，书中记载着："白芥子研末，酒调，贴之即愈。"真的有效吗？我决定试一试。于是我告诉她："买白芥子 50g，研成细末，用白酒调成膏，贴于痛处，如果感觉发热就揭掉，以免起疱。"她满口答应地走了。3 天后，患者来复诊。我问她："大姐，腰痛好些了吗？她做了个弯腰侧腰的动作，说："好了，不痛了。"随即她撩起腰部的衣服让我看。我一看，吓了一跳，怎么会这样呢？原来她的腰部，也就是贴白芥子的地方发生了溃烂，流着水。她见我有些紧张，就笑眯眯地对我说："没事，我是来感谢你的，想不到折磨了几年的毛病你用这么简单的办法就给治好了。"据她讲，贴药几个小时后就感觉局部发热，但舒适无比，疼痛随之减轻，为了把病治好，她坚持贴了 24 小时。揭下后发现起了许多疱。为了给她治好腰上的皮肤，我又给她配制了黑膏药，半个月后，她腰部的皮肤基本愈合。2018 年过年我回老家，患者到家中去看我，说起二十多年前的往事，她仍在感叹中医的神妙。

　　有了这次的经历，我对白芥子格外感兴趣，并对它进行了进一步学习。《本草新编》认为："白芥子，味辛，气温，无毒。入肝、脾、肺、胃、心与胞络之经。能去冷气，安五脏，逐膜膈之痰，辟鬼祟之气，消癖化疟，降息定喘，利窍明目，逐瘀止疼，俱能奏效。能消能降，能补能升，助诸补药，尤善收功。"

　　白芥子既可以外用，也可以内服。如治疗膝关节痛，我们常常采

临证一得

用白芥子一两研末，用白酒或黄酒调成糊状，包敷患处，以皮肤发红为度，可以达到消肿止痛的作用。治疗咳喘，我们常采用冬病夏治2号方：白芥子21g，延胡索21g，细辛12g，甘遂12g，紫苏子12g，肉桂6g，冰片0.5g。打粉，生姜汁调，贴敷肺俞、天突等穴，可以起到较好的止咳化痰平喘作用。

白芥子内服常用于化有形之痰或肿物，如治高年咳嗽，气逆痰痞的三子养亲汤：紫苏子、白芥子、萝卜子。上三味各洗净，微炒，击碎，看何证多，则以所主者为君，余次之。每剂不过三钱，用生绢小袋盛之，煮作汤饮。（《韩氏医通》）我们学习黄煌老师的经验，采用越婢加术汤合麻杏苡甘汤治疗脂肪瘤时常加入白芥子，常可加速瘤体的缩小。

冬病夏治不只是贴

每到伏天临近，冬病夏治就会逐步成为大家关注的焦点，街头巷尾、茶余饭后，人们都会热议，报纸杂志、电视广播也会不停地宣传。每到此时我都会在各级培训班上做有关冬病夏治的专题讲座，把我们搞冬病夏治的经验毫无保留的分享给学员。

一谈到冬病夏治，人们首先想到的就是贴敷，那么冬病夏治是不是仅仅是贴敷这么简单呢？我的回答是否定的。

首先我们先分析一下为什么要进行冬病夏治，把冬病夏治的道理搞清楚了，自然就知道自己该怎么办了。

冬病夏治源于我国古代《黄帝内经》"春夏养阳，秋冬养阴"的理论。其实，"春夏养阳，秋冬养阴"最早是养生的理论，后来逐步发展成治病的理论，尤其是清代的张璐创造性的采用白芥子等药物通过穴位贴敷来治疗哮喘。如他的著作《张氏医通》载："冷哮灸肺俞、膏肓、天突，有应有不应。夏月三伏中，用白芥子涂法，往往获效。方用白芥子净末一两，延胡索一两，甘遂、细辛各半两，共为细末，麝香半钱，杵匀，姜汁调涂肺俞、膏肓、百劳等穴，涂后麻瞀疼痛，切勿便去，候三炷香足，方可去之。十日后涂一次，如此三次，病根去矣。"这是目前所见文献关于冬病夏治最早的记载。

经常有医生或者患者问我，夏天阳气旺盛，再养阳不上火吗？是啊，按照中医的理论，治寒以热，治热以寒，夏天阳气旺盛再养阳的确不易理解啊。我想可能许多人都有这种顾虑。要想搞清楚这个问题，我们不妨先到大自然中去看一下，通过自然现象来感悟自己的身体。我相

临证一得

信每位朋友都曾在夏天去过山洞，尽管外面骄阳似火，但是山洞里面却是冷气袭人。其实我们人体也是一样，夏天阳气浮越于体表，肌肤是热的，还常出汗，但身体内部和山洞一样是处于一种寒冷的状态。所以我们这时就要温补人体的阳气，祛除体内的寒邪，想通了这个道理，我们也就不难理解"冬吃萝卜夏吃姜"的谚语了。人类生活在地球上几十万年，与地球长期适应，也可以说人体就是一个小地球，人与自然皆同一理，这就是中医所讲的"天人相应"，我曾给许多人这样讲，大家都点头称是，认为讲得很透彻。

那么哪些疾病适合冬病夏治呢？要想搞清楚这个问题，我们首先要知道哪些属于冬病。所谓的冬病，是指寒冷季节或受凉后容易发病或加重的疾病，当然不一定非得冬天发病才算冬病，其他季节受凉后易发的疾病也属于冬病的范围。冬病夏治针对的不是"冬"，而是受凉后易发或加重，也可以说是针对的阳虚或寒湿的体质。如常见的各种风湿疼痛，咳嗽，哮喘，过敏性鼻炎，小儿泄泻，体虚感冒，冻疮，免疫力低下等。

夏治指的就是指在三伏时令、自然界阳气最旺之时，采取治疗措施，借机温补阳气，祛除体内的陈寒痼冷，达到强基固本、防病治病的目的。具体到治疗的方法那就更多了，穴位贴敷疗法只是其中之一。我院开展冬病夏治已有二十多年了，我的老师湖北省名中医赵和平主任医师多年来一直在大力研究冬病夏治，他认为，在进行穴位贴敷的同时辅助其他疗法能达到事半功倍的效果。他治疗反复咳嗽（如老年性支气管炎）的患者，常配合口服止咳化痰定喘膏；治疗小儿反复感冒、厌食症时，除穴位贴敷外，还常让患儿口服儿宝1号膏或儿宝2号膏；治疗风湿病在进行穴位贴敷的同时，还常配合针灸、熏蒸及口服补肾通络丸等。当然，这些疾病也可以在穴位贴敷的同时配合口服辨证之汤药，内外结合，共降病魔，疗效自然高出一筹。

三伏天是个大好的时节，是大自然恩赐与人类的一件法宝。在三伏天，人与自然界的阳气都会外浮，这是帮助人体驱除体内寒邪，改变人体寒凝状态（尤其是阳气虚寒的人）的最佳时机。

香囊疗法

　　说起香囊，大家都不陌生，相信很多人也曾佩带过。记得小时候，每年的端午前后，母亲都会给我和哥哥、姐姐各做一个香囊，作为礼物送给我们。起初母亲做的香囊大小不一，哥哥的最大，我的最小，但每次都是姐姐的最漂亮，因为姐姐的香囊是用花布做的，我和哥哥都很羡慕。由于香囊里面装了一些药粉，我们像有了护身符一样，蚊虫一般都不敢靠近，香囊给我们的童年带来了不少乐趣。端午节那天我给母亲打电话说及此事，母亲说，过去条件差，没有什么好玩的，也只能给你们做个香囊玩了。不过，香囊疗法由来已久，的确有益身体健康。

　　香囊又称香袋，也叫荷包。香囊疗法是指把药物装在小布袋内，佩戴在身上或放于床头进行防病治病的中医外治法。由于一般多用芳香性药物，故称香囊疗法。

　　香囊的应用可以说是源远流长，早在春秋战国时期，民间就知道佩戴芳香性的植物防治疾病。《山海经·西山经》曾记载："薰草……佩之可以已疠。"从《荀子》《楚辞》的有关内容看，佩戴芳香性植物，在当时可能已是一种习俗。这不仅有医疗作用，还可以美化生活，因为那时所佩的兰花、薰草等，本身也是很美的装饰品和很好的芳香剂。汉代华佗《中藏经》中记述用绛囊盛安息香来防治时气、瘴疟等传染病，是香囊疗法较早较全面的事例。明代著名医药学家李时珍在《本草纲目》中记载用麝香做成香囊，以治疗噩梦纷纭。小说《红楼梦》中曾多处写到香囊，可见当时达官显贵佩戴香囊是很普遍的。

　　《岁时杂记》载："端五以赤白彩造如囊，以彩线贯之，搐使如花形。"又记载了另一种名为"蚌粉铃"的袋囊："端五日以蚌粉纳帛中，缀之以绵，若数珠。令小儿带之以吸汗也。"这些随身携带的袋囊，内容物几经变化，从吸汗的蚌粉、祛邪的灵符、铜钱、辟虫的雄黄粉，发展成装有香料的香囊，制作也日趋精致，成为端午节特有的民间艺术品。

现代研究表明，佩带香囊主要有以下几方面作用：

1. 防治感冒、上呼吸道感染。

2. 抑制细菌病毒。

3. 提高呼吸道免疫功能。

中药香囊有悠久历史，是中华民族文化中的一颗明珠。千百年来在预防时疫、提高全民族素质方面，起到了不可低估的作用。中药香囊这种古老的剂型现已被广泛应用于上呼吸道感染、流感、鼻炎、手足口病、带状疱疹、荨麻疹等多个系统的疾病防治中，取得了明显的疗效，它具有简、便、验、廉的优势，值得大力地推广。

我和赵和平老师喜用香囊疗法，还专门设计了有医院标志的儿康香囊，受到广大患儿及家长的追捧。

儿康香囊的药物处方为：艾叶3g，苍术3g，山柰3g，藿香2g，雄黄1g，冰片1g，诸药配伍可以达到芳香辟秽，醒脾安神，驱虫防蚊等功效。

今年南京发生疫情，黄煌老师曾亲自给医务人员送香囊以防疫，也有不少老师在网上公布自己的香囊处方供百姓选用，可见临床家们还是很重视香囊疗法的。

跟名师 做临床
——医林优俉三十年临证集粹

小膏药，大疗效

黑膏药是中医丸散膏丹等传统剂型之一，它是古代医家的杰作。魏晋时期盛行炼丹术，真正意义上的黑膏药大概也是起源于此时，平时我们所听说到的狗皮膏也属于黑膏药。到了清代，黑膏药的发展达到了鼎盛时期，有的医家专门从事膏药研究，并出版了专著，其每年用膏药治疗患者数以万计，深受患者喜爱。但由于膏药的配制工艺繁琐，火候难以把握，稍有不慎即会成为废料，且配制过程中所产生的烟雾对配制者有害，故近些年来从事此研究者越来越少，如此好用的方法，却少有人问津，甚为可叹！

我从事膏药研究始于九十年代初，当时农村缺医少药，为了能帮乡亲们以最简单的方法解决问题，我在黑膏药上投入了很多精力，经历了无数次的失败，最终掌握了黑膏药的配制技术。多年来，采用黑膏药治疗如腮腺炎、痈疽疮疡、褥疮久不收口、乳腺增生、风湿疼痛、咳喘、鼻炎等疾病，贴之多效，治愈者甚众，深受患者喜爱。

在工作 10 余年后的 2005 年，我考取了湖北中医学院（现湖北中医药大学）的研究生，毕业后留到了十堰市中医医院风湿病科。我所接触的患者虽然内外妇儿都有，但以各种疼痛为最多。有一次，科室收了一位老者，年 70 余岁，患者有风湿病、糖尿病等多种疾病，管床医生查看病情后骇然，因为她发现患者的踝部溃烂流脓，隐约见骨，经多家医院治疗没有效果。管床医生打电话请我过去看一看能不能治。我看后告诉她，把病人收下吧，他很幸运，找对了地方，我有办法。可以口服中药，外贴膏药。

临证一得

· 207 ·

经过一个多月的治疗，患者风湿得到了控制，脚踝皮肤也奇迹般地得到了康复。

一位领导是我很要好的朋友，一次他到四方山游玩，小腿不慎被灌木丛划伤了，久不收口，经多种方法治疗无果。

某医院一外科主任说办法只有一个，那就是植皮。后来他给我打电话："兄弟，我小腿溃破老是不收口，你有没有什么办法？"我半开玩笑地告诉他："你算找对人了，我这里有办法。"后来他贴了1个多月的膏药，小腿的皮肤就长好了。

他高兴得不得了，于是他找到了某医院的外科主任，撩起裤腿让他看，并说："你不是说必须要植皮吗，你看，我没植皮不是照样治好了吗？"他与那位主任也是很要好的朋友，只不过是开玩笑罢了，并没有兴师问罪的意思。

四川的一位老年女性患者，患者患有风湿病、糖尿病等多种疾病，小腿皮肤溃烂久不收口，中西方法均无效验，来诊时仍在流脓水，外面贴的是卫生纸，溃烂处散发着臭气。

经过一段时间的贴膏药治疗，患者溃烂处终于结痂了。患者及其家属的感激之情难于言表。

一位二十多岁的年轻男性老板，经常饮酒，痛风发作多年，脚上多处有痛风石，一较大者破溃久不收口，经贴膏药治疗很快愈合。

多年来，我们采用自制的生肌膏（由黄芪30g，当归10g，皂角刺10g，生乳香6g，生没药6g，甘草6g，按此比例配制黑膏药），治愈了许许多多患皮肤溃烂、褥疮且久不收口患者，积累了较为丰富的经验。治疗皮肤溃烂久不收口者，一般来说，1～2天要换药一次，如果脓液多可每天换药1次，脓液少可2天换药1次。贴药后出现许多脓液属于正常，此时不必惊慌，这是见效的表现，出脓越多，效果越好，脓液用消毒棉签擦去即可，不可用酒精、碘酒等消毒药品擦洗，否则效果不佳，膏药本身就有去腐生肌消毒作用，所以一般不会出现感染。直至贴好为止，不可半途而废。

清代的吴尚先说："外治之理即内治之理，外治之药即内治之药。"

我们把口服的药物转变为外用的膏药来治病，的确解决了一些患者服药难的问题，而且有时候竟能达到内服药物所不能达到的效果。当然，如果内服兼以外贴则收效更速。

　　针对不同的疾病我们研制了许多种黑膏药，如治疗颈腰椎病及各种风湿疼痛的追风定痛膏，消肿止痛较快；治疗呼吸系统疾病的咳喘膏，对于顽固性咳嗽、反复感冒、咽炎等均可速效，对于服药困难的小儿来说，其优越性更能突显。

　　除此之外，其实内外妇儿的许多疾病都可以采用膏药疗法，我们常针对患者的具体病情配制对症的膏药，都取得了令人满意的效果。黑膏药疗法是我们的国粹，是中医学的一朵奇葩，作为中医人我们有责任把它继承下来，并发扬光大，因为膏药虽小，但疗效巨大！

黑膏药的配制方法及验方简介

一、黑膏药的历史源流

黑膏药是我们的先民们在生产力相当落后，对化学知识相当贫乏的情况下，利用化学合成法发明的，可直接粘贴于皮肤并通过皮肤吸收以取得治疗效果的药物剂型。黑膏药制作简单，疗效确切，便于携带，易于保存，已被应用 1000 余年。黑膏药的制备方法首见于葛洪所著的《肘后备急方》，该书卷八中记有黑膏药——成膏方："成膏，清麻油十三两（菜油亦得），黄丹七两。二物铁铛文火煎，粗湿柳批篦搅不停，至色黑，加武火，仍以扇扇之，搅不停，烟断绝尽，看渐稠，膏成。煎须净处，勿令鸡犬见，齿疮贴，痔疮服之。"唐代孙思邈的《备急千金要方》中亦有关于黑膏药的记载，如书中的乌麻膏方："生乌麻油一斤，黄丹四两，蜡四分（皆大两大升），上三味，以腊日前一日从午，纳油铜器中，微火煎之，至明旦看油减一分，下黄丹消尽，下蜡令沫消，药成，至午时下之。"从药物组成上看，比《肘后备急方》多了一味中药"蜡"。到了宋代，中药制剂已初具规模，中药成方制剂也得到了大力发展，黑膏药作为一种剂型也得到了广泛应用，如云母膏、琥珀膏、万金膏。其制备工艺也已基本成熟，如油炸火候：大多视白芷焦黄滤出；炼油火候：滴水成珠。清代的外治专家吴尚先继承前人的经验，大力发展了黑膏药，他一生中应用黑膏药治愈患者万余人，并穷毕生精力总结个人经验，撰写了中医外治法的专著《理瀹骈文》，使外治法发展成为专门学科。在《理瀹骈文》中，他阐述了有关药物内病外治的认识和理论，如："外治之理即内治之理，外治之药亦即内治之药，所异者法耳。医理药性无二，而法则神奇变幻。"尽管黑膏药也存在着不足之处，但其制剂至今仍在一些医院和民间应用。目前，黑膏药已广泛应用于内、外、妇、儿各科，并取得了令人瞩目的成就。

二、黑膏药的特点

1. 疗效显著，收效迅速

黑膏药贴于局部，组织内的药物浓度显著高于血液中药物浓度，故发挥作用充分；局部疗效明显优于内治法，而且药效发挥迅速，尤其适用于不便服药的患者。内服药需经胃肠吸收，肝脏灭活，进入心脏，随血液运行全身，当药性达到患处，因其远离脏腑，所保留的不足10%，因此疗效甚微。而膏药直接贴于患处，通过透皮吸收，持续发挥药效，故疗效显著。

2. 适应证广，给药简便

黑膏药对内、外、妇、儿、五官等疾病都有较好的疗效，只要熟悉黑膏药的功效、适应证，便可用于治疗各种疾病。

3. 使用安全、无毒副作用

黑膏药外贴是对患部和相邻的部位、穴位施药的一种方法，在局部形成较高药物浓度，而血中浓度甚微，从而避免药物对肝脏及其他器官的毒副作用。因此非常安全可靠。

4. 使用方便，易于推广

黑膏药使用时，只要微火加温，即可贴于患部，达到治疗疾病的目的，且患者不需住院，易于推广。

三、黑膏药的作用机理

膏药包括两部分：膏的部分比较简单，成份比较固定；药的部分比较复杂，往往因病、因人、因地、因时而选药。膏的配制主要用麻油和铅丹两种原料，二者在临床上均具有一定的医疗作用。麻油煎膏具有生肌、长肉、止痛、消痈肿、补皮裂等功效。同时还具有滋润皮肤、使丹药不干、解毒、杀虫、保持药效持久的良好作用。黄丹，又名铅丹、红丹，系由铅氧化制成。其具有杀虫、解热、拔毒、去瘀、长肉、生肌等功用。黄丹和麻油合用制成膏，具有防腐、防燥、保持和固定药效、便于贴用、刺激皮肤毛细血管扩张吸收药物和湿润作用。

1. 十二经脉内属于脏腑，外络于肢节。膏药外贴对皮肤局部病变有治疗作用。对于内脏器官的病变，不同气味的膏药可自经脉进入脏腑发挥作用。

2. 膏药通过皮肤感觉神经将刺激信息传入大脑皮层和脏器中枢，又通过信息反馈，对有病变的脏器起到治疗作用。

3. 膏药的有效成分通过皮肤吸收进入皮下，再经由淋巴管、毛细血管而进入动静脉以及相关病变脏器，发挥治疗作用。

以上是黑膏药对内、外、妇、儿科系统疾病的作用方式，可起到清热解毒、活血化瘀、温经散寒、修复病变、消积化痞、消除肿块等作用。

四、黑膏药的制备工艺

（一）准备工作

1. 器具准备

（1）火炉一个。

（2）铁锅两个。

（3）搅拌棍一条。

（4）过滤器一具，消毒纱布数块。

（5）铁勺、铁铲各一把，细铁筛子和铁漏勺一个（捞药渣和过滤药油用）。

（6）盛药的细瓷盆一个，水缸一个。

2. 药品准备

（1）植物油：香油最好，或用花生油、大豆油和菜籽油，古法中也常有加桐油者。膏药的质量好坏与油有直接的关系，不好的油熬成的膏药呈红色。如果油中含有高分子的脂肪酸（比如菜籽油），那么熬出的膏药表面易于干裂，所以我们采用含有低分子脂肪酸的油，如香油、花生油等。这样的油沸点较低，不易破坏药物的有效成分，同时可缩短下丹的时间，加热和下丹时泡沫较少，便于观察锅内的变化，并可避免发生意外。

（2）黄丹：又名东丹、漳丹、红丹、铅丹，也叫广丹，其化学成分主要是 Pb_3O_4，以红色者为最好。如果黄丹质量较差，熬膏药会很费时间，且不易熬成，熬成的膏药呈灰白色且无光泽。因此，事先要做好鉴定工作，以保证熬膏的顺利进行。

（3）中药烘干粉碎成细面，过 120 目筛。

（4）中药粗料切片段或适当粉碎后备用。

（二）传统黑膏药制作方法

第一步：用油煎取药物的有效成分

把香油倒入锅内，文火加热，油温达 40℃～80℃左右时，陆续把中药粗料下入锅内煎炸。根据煎透的难易程度，先下根、茎、骨、肉、坚果之类，次下枝、梗、种子类，最后下花、叶、果皮、细小种子类。药物各有不同的耐热力，如同时下锅炸取，容易使脆软薄片、细小种籽枯焦而变性；坚硬成分却未炸透，不能很好地发挥药物应有的效能，影响膏药的质量，降低疗效。另外有些树脂如松香、乳香、没药等，因在高温下易着火燃烧，所以常在膏药将成时，熄火，等油微凉时才下锅，以免发生意外。特别应注意的是一些香窜药物及珍贵细料，如麝香、冰片、藏红花不能同油共熬，必须碾成细粉在膏成后摊贴时掺入膏药内，或在膏成冷却后掺入揉匀备用。炸料时，需不断翻搅，如有漂浮在油面的药物，需用漏勺压沉，数分钟后将诸药翻搅一次再压沉，如此反复数次，即所谓"三上三下"，使药物受热均匀，把药煎透，以达到更好地提取药物有效成分的目的，当油温达 200℃～250℃左右，药物外部呈深褐色，内部焦黄色，药未炭化时，即用漏勺将药渣捞出，将药继续煎制约十分钟，以促使香油和药物产生的氧化物蒸发，使药油内的杂质减少到最低限度，以提高膏药的质量。

第二步：炼油

炼油是熬制膏药的关键。所谓炼油，是指将药油继续煎至320℃左右。把煎好的药油离火后，稍凉倒入细盆内令其沉淀，用纱布过滤，这是保证膏药质量的一个关键。熬油的火候决定膏药的质量，如油熬不到火候则膏药嫩，贴于皮肤时容易移动，而且黏力强，又不宜剥离；熬制过老的膏药质硬黏着力小，贴于皮肤时容易脱落，所以过老或过嫩都会影响疗效。

判断油是否将要炼成的标准有三个。

1. 油花居中

一般情况下沸腾开始时，油花多在锅壁附近，之后会向锅中央集聚，油花在锅中央时，就提示油将炼成。

2. 油烟白浓

炼油时油烟开始为青色，随温度增高逐渐转成黑浓烟，进而为白色浓烟，此时提示油将炼成。

3. 滴水成珠

取少量药油滴于水中，待油滴散开又聚集成珠不散，色黑亮为准。如油滴散开，膏色成灰色，说明油未熬好，即太嫩，需再熬再试。

油将熬成时再用武火炼油3～5分钟，因武火能加速油与黄丹的化学变化过程，缩短下丹的时间，此时油温一般在300～360℃左右，要立即将锅离火。炼油时要精心操作并要不停地搅动，以免油在高温时发生燃烧，如果锅内着火即可用铁锅盖将火扑灭。

第三步：下丹成膏

1. 将炼好的药油离火稍凉，在不低于250℃时加入黄丹。下丹时把锅离火，将炒好的黄丹置于细筛内，均匀地撒在油中，同时用木棍顺一个方向不停地搅动，使丹充分与药油化合，以防丹浮油面或结粒沉于锅底。

2. 下丹时间需5～10分钟。

3. 下丹的标准

春秋季：210g丹药/500g油；夏季：240g丹药/500g油；冬季：

180g 丹药 /500g 油。

下丹后，丹与油在高温下迅速发生化学变化，油丹沸腾而泡沫上升，同时放出具有刺激性的浓烟，此时要加速搅动或酌情喷洒少许冷水，使油沫自落，烟与热尽可能飞散，以防燃烧，使膏药变质。当油烟由青色变成白色，并有膏药的香味放出时，表示膏药已成，此时要做老嫩试验。熬成后，以少量冷水撒入膏药中激之，并搅动3～5分钟除去青烟。

4. 检查膏药老嫩是否适中的方法

（1）滴水成珠：将膏油滴入水中成珠不散，膏色黑亮，即表示膏药火候适中；灰色表示未成，需再熬。

（2）取少量的膏油滴入冷水中，待稍冷取出用手扯之，如软而粘手、拉丝柔软无力，则太嫩，应再熬再试；如扯之丝粗细不匀，或脆断像豆腐渣，则表示已过火，可酌加"嫩油"再熬再试，但千万不可加入生油，加入生油会使膏药的黏性减弱，不堪使用；如用手扯之成细丝并有韧性，扯之不粘手而有力，色黑润有光泽表示已成。

第四步：去火毒

火毒是油和黄丹在反应过程中，生成部分具有毒性或强烈刺激作用的铅化合物，这种化合物能溶于水，可利用浸泡将其除去。如直接应用，往往会对皮肤局部产生刺激，轻者会出观红斑、瘙痒，重者会发疱、溃疡。步骤：把炼成的药膏稍冷却后，慢慢地以细流倒入预先盛有大量冷水的缸中，同时用木棍搅拌，使膏药在水中成带状，等膏药冷却凝结时，制成块状，浸泡3～7天，并每天更换新水数次。

第五步：摊贴

摊贴前：先将已去火毒的药膏置于锅内，微火加热溶化，并使水气去尽，当温度降至70℃～80℃时，将树脂类及其他细粉药加入搅匀，膏药温度降至40℃左右时，再加香窜药及珍贵细料搅匀成膏。

摊涂：左手持膏药布，右手用小木棍挑起一定量的膏药，置于膏药布的中央进行摊涂，摊涂时左手持膏药布顺时针方向转动，右手逆时针方向摊涂，这样可以摊成圆形的膏药。见图1、图2。

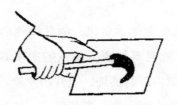 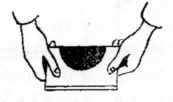

图 1　膏药的摊涂法　　　　　图 2　膏药的折合

五、黑膏药的使用方法和贴敷部位

1. 使用方法

贴药前先将患部用温水洗净，然后根据患处大小选择适当型号的膏药。揭去膏药薄膜，用微火加温软化，贴于患部。夏季 3 天换药一次，冬季 7 天换药一次，特殊疾病可按需决定贴药部位及时间。

2. 常贴部位

一般来说，病在外者贴敷局部，病在内者贴敷要穴。古代医家认为：清上焦，贴心口（膻中穴）、肺俞、劳宫、内关。清中焦，贴神阙。清下焦贴涌泉、劳宫。温上焦，贴丹田、关元。补五脏各取其背俞；泻六腑，亦可取其背俞。欲壮阳者，贴关元、气海。正如吴师机云："其脏腑病，则视其病在，上贴心口、中贴脐眼、下贴心俞与心口对，命门与脐眼对，足心与丹田对。""若病在经，循其经而取之。"

六、膏药应用及注意事项

1. 孕妇慎用外贴于腹部和腰骶部的膏药，禁用芳香走窜类药物。

2. 小儿皮肤娇嫩，不宜使用刺激性过强的药物，敷贴时间也不宜过长。

3. 对膏药过敏者（如出现皮疹、瘙痒等），应停止使用。

4. 贴膏药前需加温烘软，但要注意药物温度，防止烫伤。

5. 按规定的时间更换膏药，外用药物切勿内服。

七、黑膏药治疗疾病的优越性

1.治上不犯下，治下不犯上，治中则上下无犯，中病即止，治无贻患。

2.贴敷膏药治病不经过脾胃，故不致伤害脾胃而影响水谷精微之输布，虽有攻伐，但不直接连及脏腑，作用缓慢，因此可避免五脏气血损伤及由此产生阴阳偏盛病变，因而对生机无害。

3.衰老幼弱及不能纳药者尤为适宜。有时病气与药气相格拒，药入于胃即吐，不能纳药，医者为之束手，而贴膏药不经脾胃，直达病所，则无此虑。更有体弱、衰老、年幼者不能服药，贴膏药力甚轻、作用徐缓、无副作用，尤非此法不可。

4.贴膏药治病，简单易行，甚是方便，药简价廉。用之得法，其效立现。

八、验方三则

追风定痛膏

处方：生马钱子100g，生川乌50g，生草乌50g，香附30g，细辛30g，丁香30g，附子30g，白芥子30g，延胡索45g，三七30g，威灵仙50g，川芎50g，赤芍50g，当归30g，葛根30g，苍术30g，防风30g，防己30g，羌活40g，独活40g，秦艽50g，徐长卿50g，骨碎补50g，狗脊50g，鸡血藤60g，络石藤30g，川续断50g，川牛膝50g，全蝎30g，炮穿山甲30g，生乳香45g，生没药45g，冰片30g，木瓜30g，香油4000g，黄丹2000g。

功效：补肝肾，强筋骨，祛风除湿，活血散寒，通络止痛。

主治：腰椎间盘突出症，腰椎椎管狭窄症，腰椎骨质增生症及各种原因引起的颈、肩、腰、腿痛。

活血定痛膏

处方：生川乌60g，生草乌60g，生半夏60g，土鳖虫60g，三七30g，山栀子60g，骨碎补60g，丁香30g，白胡椒30g，细辛45g，丹参

45g，生乳香 45g，生没药 45g，血竭 30g，儿茶 30g，冰片 30g，川续断 60g，红花 45g，当归 45g，杜仲 60g，香油 2000g，黄丹 750g。

功效：活血化瘀，消肿止痛，续筋接骨。

主治：扭伤，挫伤，骨折及各种瘀血肿痛。

生肌膏

处方：黄芪 300g，当归 100g，皂角刺 100g，生乳香 60g，生没药 60g，甘草 60g，香油 1000g，黄丹 400g。

功效：益气养血，活血止痛，拔毒生肌。

主治：皮肤溃烂、褥疮等久不收口。

后　记 |

记帮助我们成长的四位恩师

韩愈说："古之学者必有师。师者，所以传道受业解惑也。人非生而知之者，孰能无惑？惑而不从师，其为惑也，终不解矣。"在我们的学医生涯中，老师给予了我们太多的帮助，没有老师们的辛勤培养，也就没有我们今天的进步。我们学习中医已有三十余载，老师们传道、授业、解惑的场景仍历历在目。

一、师徒情深——记我们的老师赵和平教授

我出生于河北省保定市清苑区的一个农村家庭，外祖父与舅父是民间中医，父母是老师。在我们那里，医生还是很受人尊敬的。父母想让我继承祖业，当个中医。经过努力，1989 年我考取了河北中医学院。我的爱人高立珍是我的大学同学，她出生于河北省邢台市的农村。大学毕业后，我们被分配到邢台市工作。经过十余年的临床实践，我们深深地感受到了孙真人所说的"及治病三年，乃知天下无方可用"的感叹。于是我们决定继续深造。2005 年我考取了湖北中医学院（现湖北中医药大学）的研究生，爱人考取了广西中医学院（现广西中医药大学）。我们喜欢风湿专业，也都选择了风湿专业。当时湖北中医学院风湿专业的导师有五六个，选择谁做导师，我很茫然。如果选择了仅会纸上谈兵的老师，学不到真才实学，那可能研究生就白读了。闲聊中，一位朋友告诉我，十几年前，他患风湿病相当严重，到十堰市出差时曾找赵和平医生看过，说他医术非常了得，人也很随和，经过他的精心诊治，多年来一直未再复发。经过反复思考，我决定实地考查一下，于是我踏上了到十

后记

堰的火车。在火车上与我邻座的夫妻俩正好是十堰市人，于是我问他们是否知道十堰市中医医院，那夫妻俩说十堰有太和医院，人民医院和东风总医院，没听说有中医院。我听后很诧异，难道搞错了？下车时已是早晨5点，等出了站，我发现这里群山环绕，天阴沉沉的，像是要下雨了。我心想，怎么到了这种鬼地方？我问一位在火车站广场锻炼身体的老太太中医院怎么走，她热情地给我指路。到了中医院刚刚6点多钟，还没到上班的时间。我在医院里里外外转了几圈，看了一下医院的基本情况，心里很是失落，心情和当时的天气一样，很是压抑、郁闷。快到8点的时候，赵师门诊已被病人围得水泄不通。于是我与病人们进行了交谈，一个老太太说："我儿子就是赵医生看大的，现在是领孙子来看病，赵医生医术高明，我们信任他。"听到这些话，我心里感觉暖暖的，也算得到了一些安慰。见到赵师，我说明来意，赵师很热情地接待了我，看到赵师有这么多的病人，而且谈吐不凡，和蔼可亲，于是我下定决心，一定要拜他为师。我选择了赵师，我很荣幸也非常感激赵师给了我这么宝贵的学习机会。韩愈说："师者，所以传道受业解惑也。"赵师做到了，他是一个很优秀的导师，他不仅传授我医学知识，而且教我如何做人，是我学习的榜样。我和赵和平老师朝夕相处达5年之久，他的言传身教在我脑海里留下了烙印，他的教导改变了我的命运。

赵师出生于1956年9月，1979年毕业于湖北中医学院中医学专业，同年被分配到十堰市中医医院工作。当时的中医院，与其说是医院，还不如说是个诊所。医院初建，大多数医生是从各地调来的，学术氛围非常浓厚，学术思想百家争鸣，这为赵师的成长创造了有利的条件。赵师为人聪慧，敏而好学，很快就取得了广大患者的信赖。

在我眼里，赵师是一名良医，他为人非常勤奋，白天看病，夜里读书，几十年来寝馈岐黄，无怨无悔。他一直执着地全身心地致力于风湿病、肾病及小儿疾病的研究和治疗工作。他提出"辨病、辨证相结合，内治、外治相结合，药疗、食疗相结合，治标、治本相结合"的理念。类风湿关节炎从理论上讲难以治愈，有"不死的癌症"之称，赵师坚持这些理念，确实使不少患者从此摆脱了疾病缠绕的痛苦，恢复了自理生活的能力，走上了工作学习的岗位，建立了幸福美满的家庭。赵师临证不拘一格，或采用古方，或独创新方，根据病情需要，或口服中药，或熏洗，或穴位贴敷，或多法并施，以取效为度。

在儿科方面，赵师有极深的造诣，他诊病从来都是全神贯注，一丝不苟，他边问病情，边望神志，详细切脉，诊腹，听啼哭、咳嗽、气喘声。尤其令人敬佩的是，他在诊病时能注意到许多候诊患儿的特殊咳嗽声和异常啼哭声，一经发现，即不按挂号次序的前后，提早叫入诊室，优先照顾处理。

他常对我们说："小儿科医生，一定要具备几个基本功，一是看得准，二是听得清，三是问得明，四是摸（切）得细，缺一不可。那种认为诊治小儿疾病，以望为主，脉无可诊的说法，是把四诊割裂了。单凭脉诊，固然不足以全面识病，但亦须同样重视。"他还风趣地说："做小儿科医生，要有眼观六路，耳听八方的本领，但这还只做到了一半；还有更重要的，是要有'幼吾幼，以及人之幼'的一颗赤子之心。"赵师教导语重心长，实为后学者之楷模。

小儿服药困难是困扰儿科医生的难题，赵师经过刻苦努力，研制开发出了儿宝1号、儿宝2号等系列膏剂，因其口感好、疗效高、服用方便而倍受家长和患儿的青睐。这些药物现已成为我院的招牌，有许多家长过来点名要买此药。

赵师亦很重视养生，他虽然年近六旬，但看起来非常年轻，而且体格健壮，精力充沛，记忆力过人。当我问起他如何养生时，他说："一是要心态平和，乐观向上；二是要粗茶淡饭，多吃蔬菜；三是要加强锻炼，增强体质。"他是这样说的，也是这样做的。

赵师在临床中很重视疾病的早期治疗及预防，他常说，中医治未病的理念源远流长，是中医理论体系中独具特色的一部分。早在《素问·四气调神大论》中就说："是故圣人不治已病治未病，不治已乱治未乱，此之谓也。夫病已成而后药之，乱已成而后治之，譬犹渴而穿井，斗而铸锥，不亦晚乎。""未雨绸缪"，"未晚先投宿，鸡鸣早看天"，凡事预防在先，中医治未病的理念正是扎根于中国文化的"肥沃土壤"。

赵师治未病主要体现在以下两个方面，一是冬病夏治，冬病夏治是指在夏季三伏时节、自然界阳气最旺盛之时，采用中药、针灸、穴位贴敷疗法等手段扶助人体阳气，以达到防病治病，强身健体的目的。由他主持的"冬病夏治"活动，在我市规模最大。届时，病人排队如长龙，成为我院一道靓丽的风景线。二是冬令进补，"冬令进补"是指在寒冷的季节，服用滋补之品以补充人体的营养物质，调节和改善生理功能，增强体质，提高抗病能力一种方法。以赵师为首的专家团队研制的儿宝系列膏、养肾祛湿回春膏、扶正安神膏等达二十几个品种，能满足风湿病，以及其他内、儿科疾病患者和亚健康人群的需要。"春夏养阳，秋冬养阴"，"冬病夏治"与"冬令进补"的完美结合能为人民大众的健康保驾护航。

无论是熟人还是生人，干部还是群众，农村百姓还是城市居民，赵师都一视同仁，热情地接待每一位患者。他的接诊原则是"只看病情，不看背景"，病人没有贫富、贵贱之分，都是需要救治的对象。他尊重科学，呵护病人，拯救生命。他常说："救治病人是我的最大责任，患者康复是我的最大快乐。"为了方便患者就诊，他经常放弃自己的休息时间，即使节假日也依然坐诊。无论是白天还是晚上，只要有疑难、危重病人需要他会诊，他总是随叫随到，毫无怨言。

赵师是一位学识渊博、见地独到的感召型良师；还是一位平易近人、和蔼可亲的净友；更是一位幽默风趣、情趣高尚的智者。来到十堰后，医院把我安排在位于山坡上的单身宿舍住，因为要在十堰市学习两年，我又不习惯当地的饭菜，于是决定自己做饭。因为停留时间不长，我到市场买来最便宜的锅灶，这时赵师来山坡上看我，赵师看到我买的锅，说："这锅也太笨了。"可能是赵师怕我难堪，然后又说："不过是铁锅，能够补铁，有益健康。"说完我们都笑了。在我跟随赵师学习的几年中，他对我关怀备至，时常到宿舍去看望我，有时还带上一些吃的，更多的时候是带来他的一些中医古籍，节假日还经常邀请我到他家吃饭。实际上，赵师已经把我当作了他们家的一员。当然，如果赵师家中有需要帮忙的事，我也会责无旁贷。这么多年了，一直也没请赵师吃过一顿饭，也没为他做过什么贡献，每次想到这些，都感到愧疚。赵师总是说："现在我们还能动，不需要更多的照顾，你们能生活好，工作好，我就已经很满足了。"

在学业上，他对我要求甚严，四大经典要经常温习，有时他会提一些问题来考我，看掌握的怎么样。由于病人太多，赵师给我讲解的时间比较少，但是遇到了特殊的病人他会画龙点睛的讲解几句。比如患儿舒某，男，1 岁 3 个月，因发热、腹泻在外院已住院 7 天，病情未见好转，后慕名来到赵师门诊。患儿面色黄白，双目不睁，食欲极差，有气无力，汗出较多，腹泻日 5 ～ 6 次，大便稀溏清冷，测体温 38.3℃，舌质淡，苔薄白，指纹淡。赵师对我说：患儿平素脾虚，再经抗生素及退热药重伤脾阳，无异于雪上加霜，临证不可见热只知退热，急当回阳救逆，健脾止泻，参附汤加味主之。遂处以黄芪 10g，人参 5g，白术 10g，炮附子 3g，茯苓 10g，紫苏叶 5g，干姜 5g，甘草 5g，3 剂，浓煎少量频服。次日患儿神清，腹泻 2 次，体温 37.5℃，3 日后患儿痊愈。

赵师平时忙于看病和医院的管理，没有更多时间撰写文章，于是根据赵师看病的专长，由他拟定题目，列出提纲，由我和高立珍执笔撰写，写完后，交赵师批阅，提出修改意见，有的文章经历了至少 3 次的修改，最后定稿。经过几年的磨炼和积累，我们撰写了许多论文并出版了专著。有的同事开玩笑说我善于写文章，实际上，他们不知道这些文章里面无不凝聚着赵师的智慧与汗水。

临床之余，他也很重视科研，由他主持完成的《强力风湿灵药酒治疗类风湿关节炎的临床研究》开我院科研之先河，1999 年荣获香港紫荆花医学科研奖，2001 年荣获十堰市科技进步三等奖。《乌蛭丸治疗类风湿性关节炎肝肾不足、风寒湿阻症的临床研究》《丹参酮 IIa 对佐剂性关节炎大鼠血清 IL-1.IL-6.TNF-α 水平及滑膜 MMP3/TIMP1 表达的影响》等 6 项科研成果被评为湖北省重大科技成果，达到国内领先水平。

作为医院的副院长，他时刻把医院的发展放在首位，积极为院长出谋划策，为重点专科的创建和医院业务的发展倾注了大量心血。多年来，赵师在中医院名师带徒政策的感召下，先后收孟彪、高立珍、涂

后记

鹏、杨吉勇等为徒，并带教了大批本科生、进修生，可谓桃李满天下，为中医学的传承与发展做出了自己的贡献。

由于医术高超、医德高尚，全国各地有很多患者慕名而来找他就诊，在十堰市乃至周边省市享有很高的声望，也得到了上级领导的肯定和同行的认可。2002年赵师被评为十堰市"十大名中医"，2002年5月，被湖北省卫生厅、人事厅授予"湖北省知名中医"称号，2003年享受省政府专项津贴，2010年被评为"湖北省首届百佳医生"，2011年被评为"全国中医医院业务管理优秀工作者"，2013年被评为湖北省"我最喜爱的健康卫士"。

时任十堰市中医医院党委书记、院长的殷义选同志在《赵和平临床经验集》一书的序言中对他进行了如下评价："名医赵和平，是伴随着十堰市中医医院发展而成长起来的，其名树在百姓心中。其高明的医术扎根于中医学理论，扎根于他辛勤耕耘的医学实践，很受各方面人士的尊崇，理论和实践造就了他。以赵和平为代表的勤奋而敬业的医者写就了十堰市中医医院跨越式发展新的篇章，新的辉煌……我很敬佩赵和平精益求精钻炼医术的科学态度，不知疲倦施术与人的高尚医德，成为一院、一方医者的楷模。"

二、黄煌老师带我们步入经方之门

"经方"通常是指汉代张仲景《伤寒杂病论》中的处方，汉代以后的处方均被称为"时方"。中医历来就有经方与时方之争。有许多人认为历经了两千年的演变，人的体质与疾病谱都发生了很大的变化，所以古方不能治疗今病。乍听之好像也有一定道理，事实真的如此吗？

神医扁鹊说："人之所病，病疾多，而医之所病，病道少。"的确如此，我们学医已有30年了，虽然也在不停地努力，不停地探索，但仍有许多困惑。有的病人自己感觉应该有效，但患者的反馈则是毫无进展。彷徨苦闷许久，我们的目光又转向了经方，开始重温经典，重新学习《伤寒杂病论》，渴望能从中获得灵感，获得救人之术。

经过几年的努力，我们对经方的理解较前深入了许多，处方的思路也发生了较大的转变，所开的处方药味越来越少，药量也越来越小，但效果却在稳步提高，患者的认可度也在无形中得到了较大的提升，患者的数量较前翻了一番。我们从经方中逐步找回了自信。

2017 年我和爱人高立珍考取了第四批全国中医临床优秀人才，这为我们学习经方打开了方便之门。黄煌老师被称为"国际经方热的点火者"，他研究经方很是深入，而且视角独特，从"方—病—人"入手，使学习经方者易于掌握。我们用微信联系黄教授，向他诉说了我们学习经方的渴望，希望能拜他为师，并跟师学习。没想到黄教授竟欣然答应我们的请求，同意收我们为徒，我们为之欢呼雀跃达数日之久。

2018 年 9 月 16 日，我们踏上了开往南京的列车，开始了我们跟师学习经方之旅。老师坐诊的地点分别是江苏省中医院、南京中医药大学国医堂和传统中医门诊部，我们的住所离老师出诊的地方不远，最远的地方坐公交也不过五六站，所以很方便。

9 月 17 日我们跟诊开始，由于第一天情况还不太熟悉，我们到医院很早，但门诊外面已经到处都是候诊的患者了。为保证看病的质量和教学，老师一般限号是 60 个，因此老师的号很难挂到。我们来到老师的诊室时，一切都已经准备就绪。跟诊的医生很多，来自国内外各地，其中也有老师的博士和硕士研究生。老师正点而至，当他看到我们时也很高兴。

老师目光温柔而又犀利，看病常能直中要害，所问症状，患者几乎都有。老师重视望诊，从患者的胖瘦到患者肤色，从毛发的荣枯到肌肤的甲错，可谓细致入微。老师也很重视腹诊，几乎每个患者老师都会做腹诊，老师说腹诊对判断疾病的虚实寒热很有意义。

陈某，女，25 岁，在国外留学，快要毕业的时候由于紧张而出现入睡困难，后来晕倒而住院治疗，诊断为自身免疫性脑炎，经多方治疗效果不佳。患者出院后近一个月，经人推荐来老师处就诊。患者体稍胖，眼神呆滞，神情时清时糊，嗜睡，月经已四月未至，大便干结，不能与人正常交流。老师为她做腹诊，当老师的手按到她的少腹时，她用手推老师的手说痛。老师说患者少腹拒按，结合其症状，当为桃核承气汤证。《伤寒论》106 条说："太阳病不解，热结膀胱，其人如狂……但少腹急结者，乃可攻之，宜桃核承气汤方。"结合病人，我们再回想《伤寒论》的原文，是何等的亲切啊！患者一周后复诊，其精神状态大有好转，眼神已经灵动，已能与同学交流，就诊时对答自如，其效果之好令人赞叹！这让我们大开眼界，原来桃核承气汤是这样用的！

老师看每一个病人都会把病情与处方写到患者病历本上，其字如行云流水，堪称书法，令人赏心悦目，字里行间都闪现着老师一丝不苟的精神。老师的处方药味很少，基本上用的都是经方，而且很少加减，但疗效却非常好。这充分说明了古方不仅可以治今病，而且其效果还远远好于自己拍拍脑袋所创的方。

一天下来，老师非常辛苦，但他对我们的饮食起居及工作情况等诸多小事都很关心，并问我们有何困难，对学习有何要求。我们的回答是："别的没有，只想跟老师学好经方，救治更多的病人。"

老师说经方并不是中医学的全部，中医临床也未必只有经方能治病，但经方是中医学中最规范的内容。经方药味少，价格低廉，经济惠民。应用经方不加减效果最好。老师要求我们学好经方，用好经方，推广经方，惠及百姓。

回到住所，天已大黑。我们把一天所做的记录进行对比整理，对其中的疑惑进行查阅和讨论，争取每天的东西都要及时消化掉，力求在最短的时间内掌握更多的东西。

此次跟师学习期间，我们也曾多次跟黄老师的高徒李永老师、崔德强老师学习，得到了他们的悉心指导，这让我们心存感激，永生难忘。近一个月的跟师学习眨眼就结束了，我们感恩黄老师为我们传道、授业、解惑。

在回来的路上，我的爱人说："作首诗吧，以纪念此次跟师之行。"于是便有了以下文字：

跟师黄煌教授

医海拼搏三十年，苦无建树心不安。

金陵寻师圆旧梦，再烧炉火用伤寒。

浮沉医海几多难，勤学苦读志亦坚。

奈何歧途多疑惑，幸遇黄师解谜团。

此次跟师之旅，我和爱人都收获满满，我们不仅学到了老师看病的方法，学到了老师"方—病—人"学说的精髓，更学到了老师一丝不苟的治学精神。我们暗下决心，一定要以老师为榜样，学好经方，用好经方，用最简单的药物为患者解除痛苦，并广泛传播经方，培养后继人才，把老师的精神传递下去。

经过多次的跟师学习，我们的经方思维得到了进一步强化，疗效也得到了较大的提高。我们利用业余时间对跟师记录进行了整理，也对我们的临证医案进行了总结，编写了《学用黄煌经方临证录》《跟名师做临床——医林伉俪三十年临证集粹》等专著，我们把书稿发给黄师，黄师非常高兴，并百忙之中欣然为书稿作序，令我们非常感动，感恩老师的培养和支持！

三、医圣故里，拜师唐老

东汉末年的张仲景被后人称为医圣，他的不朽之作——《伤寒杂病论》历经 1800 余年而不衰，被历代医家奉为经典。我们上大学时都学过《伤寒杂病论》，但当时不太理解，也不会应用，但随着临床的深入和名师的指点，我们已初步体会到了《伤寒杂病论》的精妙之处。于是我们一直有一个心愿，那就是到仲景的故里去看一看，探寻一下先人的足迹。

张机，字仲景，南阳涅阳（今河南省邓州市）人。传说他曾当过长沙太守，还曾在大堂上为百姓诊病，也许这就是"坐堂医"的由来吧！岳美中老先生曾说"法崇仲圣思常沛，医学长沙自有真"，确为有得之言。

在仲景的故里，有一位颇具传奇色彩的良医，他为中医药事业的发展奋斗了 60 余载，至今尚未退休。他常为中央领导看病，受到了好评和嘉奖。因为疗效好，用药便宜而更受百姓爱戴。他就是国医大师——唐祖宣。国医大师就相当于武侠小说中的武林高手，比如《射雕英雄传》的洪七公、黄药师等，不过国医大师是"杏林"高手，他们基本上代表了中医的最高水平。

我们早年就拜读过唐老的著作，唐老是经方家，是仲景学术的传人，我们早就有拜唐老为师的想法，但感觉唐老是大医，我们是后学晚辈又无人举荐，总感觉遥不可及。"第四批全国中医临床优秀人才"选拔考试为我们带来了机遇，我们以优异的成绩双双考取。国家中医药管理局要求我们至少要拜 3 位以上的老师，其中至少要有一位国医大师或国家级名医。于是，我们毫不犹豫地选择了唐老。

经过努力，我们与唐老取得了联系，表达了我们拜师的意愿，唐老问我们为何要拜师，我们说想提高医术，救治更多的患者。他听后非常满意，慨然应允了我们的拜师请求。

在拜师仪式上，我们向老师鞠躬行礼，呈拜师帖，奉茶，奉束脩六礼，希望得到老师的谆谆教诲，也愿不负师恩，日有所成。唐老回赠了我们每人一套老师的专著（79 本），其中《国医大师唐祖宣》是唐老亲笔签名的。老人家期望我们认真研读中医经典，沿着他的足迹永攀医学高峰，为更多的患者解除病痛。最后唐老为我们颁发了拜师证书。

仪式结束后，我们参观了张仲景纪念馆，纪念馆坐落在邓州市中医院的西侧，地上三层，地下一层，建筑古香古色，颇有特色。院子的正中是医圣张仲景的汉白玉雕像，雕像非常雄伟壮观。我和爱人向着医圣的雕像深深鞠了一躬，以表达我们对他老人家的崇敬。纪念馆中的内容丰富多彩，有张仲景成长经历的壁画、历代名家研究《伤寒杂病论》的专著与成果，也有历代医家的画像及第一二届国医大师的事迹，还有唐老为中医药发展奋斗 60 余年的见证。

唐老临证多用经方，药味少，药量轻，但常能获速效。面对患者复杂的病情，唐老常能抓住要害，一击中的，我们不由地感叹唐老对经方的运用已达到炉火纯青的地步。

一个月的跟师学习很快就结束了，临行前，我们拜别唐老，唐老拉着我们的手说："咱们已经是一家人了，有啥困难尽管说。我希望你们能快速成长起来，成为造福一方百姓的良医。"我们对唐老说："我们一定不会辜负师父的厚望和培养，将牢记师父嘱托，勤求古训，博采众方，把老师的学术思想传承下去，为中医学的发展尽绵薄之力。"

四、江西求学，拜师伍老

伍老，是我们对伍炳彩国医大师的尊称。伍老今年 80 岁了，依然奋斗在临床一线，他是我们最为敬佩的老师之一。许多年前我们就曾听说过伍老的大名，但无缘相见。如果不是国家优才项目，我们一辈子也不可能结识伍老，更不可能跟师伍老。经过多方努力，伍老同意收我们为徒，并允许我们 2019 年 9 月份跟师。我们对此来之不易的学习机会倍加珍惜。9 月 1 日一大早，我们便踏上了开往南昌的火车。

江西求学

时近中秋叶微黄，我与佳人下南昌。

拜师伍老学医术，济世仍需南阳方。

由于很快就要见到伍老了，我们心情非常激动，于是，坐在火车上，我写下了以上这首小诗，以表达对跟师学习的渴望。伍老是经方家，我们也非常喜欢用经方，故有"济世仍需南阳方"之说。南阳是张仲景的故乡，所以中医常用南阳代替仲景，南阳方代表经方。

9 月 2 日上午，我们见到了仰慕已久的伍老。伍老为人和善，目光慈祥，对我们也很热情。伍老的病人很多，大多来自全国各地，基本上都患疑难杂症。来复诊的病人对伍老的评价非常高，抑郁的患者来复诊时高兴了，失眠的患者能睡了，许多怕风怕冷的产后风湿病患者不怕风、不怕冷了，我很是惊讶。于是我迫不及待地想知道他们都吃了啥灵丹妙药。细看伍老所开处方，似乎也平淡无奇，小柴胡汤、柴胡桂枝汤、酸枣仁汤……这些处方我们也一直在用，为何没有这么好的效果呢？难道是名医效应？除了这些经方，伍老也开了许多时方，如温胆汤、清暑益气汤、丹栀逍遥散、银翘马勃散、上中下通用痛风方等。说心里话，我对时方并不感兴趣，对其效果也不看好。不过伍老很快就给我上了一课。事情是这样的，那天上午看完最后一个病人后，一起跟师的小谢对伍老说："伍老帮我开点药吃吧，我发烧38.7℃，昨天吃了点小柴胡颗粒，头痛稍好些了，但仍感觉沉重。"伍老随即给她开了个很简单的处方：金银花10g，连翘10g，香薷6g，白扁豆10g，厚朴10g，滑石10g（包煎）。小谢说："伍老，请给我开3包吧。"伍老说："2包就够了。"我一看，这不是新加香薷饮吗，区区几味药（共56g）能把38.7℃的发热退掉？我心里颇不以为然。

第二次跟师时我问小谢："你的感冒好些了吗？"她说："早就好了，服药第一包后，头痛头沉就好了，体温降到了37℃，吃完第二包就彻底好了。"这令我非常震撼，以往我对时方不屑一顾，想不到效果会这么好，尤其是伍老非常有把握，开药前就知道2包足矣。当问及伍老为何要开新加香薷饮时，伍老说："虽然现在已过处暑，但仍有暑之余气，她头沉、身困、苔腻，乃暑湿外感，必身热足冷，非小柴胡所能愈。"随即我问小谢："你有身热足冷吗？"小谢说："真的是这样，一开始全身发热，但脚是冰凉的，吃一包药以后脚就不凉了。"

这一事情对我触动很大，彻底改变了我对时方的看法，这正是：

经方时方久纷争，源流一气可汇通。

厚此薄彼终非是，只缘未在彼山中。

经方与时方有着密切的联系，可以互相补充。其实，古代许多温病学家都是经方大师。如叶天士、吴鞠通等医家都很擅长应用经方，同时他们根据病情的需要创造了许多时方，以弥补经方的不足。由以上病例，我深深地认识到，原来不是时方不能解决问题，而是我们不会用，是我们未能准确把握其方证而已。

一起跟诊的一位师兄患荨麻疹多日，服氯雷他定、激素类药物及消风散等未效。症见皮疹色红片大，瘙痒，抓痕累累，夜不能寐，手足心热，咽红，咽痒则咳，诊余求治于伍老。伍老处以麻黄连翘赤小豆汤合止嗽散加减。伍老说："肺主皮毛，皮肤的问题不要总是想着止痒，可以从肺治。"2天后我问师兄感觉如何。师兄说："已愈三分之二，睡觉也有很大改善，伍老的药真得很管用。"望其舌苔，已较前变薄了不少。我和这位师兄都感叹，尽管我们学中医都已经30余年了，但距伍老的水平还相差甚远。

伍老看病很仔细很认真，重视问诊和脉诊，同时也很重视对咽喉的望诊。伍老认为咽喉是疾病传变的要道，许多心脏病、肾病，包括许多内伤杂病都可以用治疗咽喉的药物。伍老处方简练，用药量极轻，一般的药物都在10g以下，有的药物仅用3g，生姜用1～2片，大枣有时仅用1枚。一次，我就用药剂量问题向伍老请教，我问："我感觉伍老您用的剂量太小了，如果您的剂量再加一倍，效果是否会更好一些呢？"伍老回答说："不一定能提高疗效，但副作用会增加。中药的效果靠的是四两拨千斤，靠的是对证，而不是剂量。"事实也的确如此，记得有一位产后风湿病的患者，在北京找医生看，一剂药仅用肉桂就达200g之多，剂量大得吓人。患者服药后不仅怕冷没有改善，还出现了非常严重的上火。而伍老用极小的剂量却取得了非常好的效果。随着跟师的深入，我们逐渐对伍老的学术思想和辨治套路有了进一步的认识。上午跟诊，我们精神高度集中，认真倾听伍老的每一句话；下午，我们认真整理病历，仔细揣摩老师辨证用方的思路及其取效的机理。

学习很辛苦，但乐在其中。快乐的时光总是过得如此飞快，一个月跟师结束了。我们心怀不舍，在向恩师告别时，伍老说："在南昌这段时间，也没照顾好你们，很是抱歉呀。"其实伍老对我们的学习及生活起居都很关心，还邀请我们到他家去过中秋节，是我们关心老师不够啊！

在回来的路上，我们暗下决心，一定要把伍老的治病经验和学术思想继承下来，传播出去，造福更多的患者，也不枉伍老的一片仁心仁术。我们也遥祝伍老身体健康，长命百岁！如今优才项目已经结束，我们的跟师学习也基本告一段落了，老师们都是中医界顶尖级的高手，他们的学术特长各有千秋，能跟随这些大师们学习是我们的福气，感恩老

后记

师们毫无保留地为我们传道、授业、解惑，我们会沿着他们的足迹，把中医之圣火传递下去。

跟名师　做临床
——医林优俪三十年临证集粹